からだにやさしい

脳・脳神経・脊髄疾患のサイバーナイフ治療

症状の回復と機能の温存を目指して

渡邉 一夫・堀 智勝 監修
宮﨑 紳一郎・福島 孝徳 著

近代セールス社

著者まえがき

　脳、脊髄、脊椎および末梢神経には種々さまざまな腫瘍（新生物）が発生します。WHO国際分類によると、134種類（病理組織診断）もの脳腫瘍があります。おおむね、70%の脳腫瘍は良性で、高度熟達専門脳神経外科医の顕微鏡手術（マイクロサージェリー）により、その多くは腫瘍を全摘出の後、全治に至るケースが多くみられます。しかし、広汎に腫瘍が伸展したものや神経・血管を巻き込むタイプの脳腫瘍や頭蓋底腫瘍は一部残る場合も多く、こうしたときにサイバーナイフ治療の適応となります。また、悪性脳腫瘍（GradeⅢ～Ⅳ）や悪性頭蓋底腫瘍、がんの脳転移などは、安全確実に腫瘍切除を行った後、あるいは手術なしにサイバーナイフ治療を行うこともあります。

　ドイツ製の超精密ロボット（6 Joints）を使用し、最新の高速高性能コンピュータ制御によるサイバーナイフは、4次元定位的高精度集束ピンポイント放射線治療器で、21世紀の夢のがん治療の先端をいっています。何よりも、「切らずに治す」からだにやさしい最先端装置として世界の脚光を浴びている治療法の一つなのです。

　本書の共著者である宮﨑紳一郎先生は、私の愛弟子であり、高弟の一人ですが、ここ15年余はサイバーナイフ治療のみを専門として早朝から夜半まで、驚異的な集中力で治療に専念しています。彼の臨床実績は1万症例を超え、症例数や実績では日本一、否、世界でもトップクラスのサイバーナイフ専門医として高い評価を受けています。彼との共著はすでに4冊を数え、全身の各疾患に対して一般患者さんや、がん治療に挑む専門ドクターの方々にも、少しでもサイバーナイフ治療についてご理解いただけるように出版してきました。

　今回のテーマは脳・脳神経や脊髄脊椎に生じた腫瘍に対する治療症例です。難しい脳腫瘍、脊髄脊椎病変、末梢神経疾患に関して平易に解説し、全国民の皆さんの腫瘍に対する放射線治療の正しい理解を促進するとともに、サイバーナイフ治療法を詳述した稀有な実例書と位置付けています。ここに、宮﨑先生の努力と集中力に敬意を表するとともに、私も日々、脳神経外科医としてさまざまな腫瘍に対峙するなかで、一人でも多くの患者さんのお役に立てるよう、本書をご一読いただければ幸甚です。

2018年9月

米国デューク大学脳神経外科教授

森山記念病院

東京脳神経センター病院付属福島孝徳脳神経センター　センター長

福島孝徳

監修者まえがき

　新百合ケ丘総合病院が開院して、この夏で無事6年が経過しました。ここには、著者の一人、福島孝徳先生の肝入りで導入された高精度放射線治療装置サイバーナイフ・システムの稼働するサイバーナイフセンターがあり、開院以来、毎日終日にわたり、盛んに多くの患者さんの治療が遂行されています。8月末までの治療実績は7,700例に達したとのことです。

　全体の治療実績である7,700例の中で、2,000例（26％）が、今回の主題の"脳・脳神経・脊髄疾患"と報告されています。この主題の脳・脳神経・脊髄疾患の治療例を提示するために、12対の脳神経を上から順番にたどりつつ、その周辺の治療例を一つ一つ提示しており、分かりやすく、よく整理されていると思います。またコラムとして示されている海綿状血管腫の治療例や三叉神経痛の髄膜腫の治療例、各種の転移性脳腫瘍や脳動静脈奇形のサイバーナイフ治療例が次々と、一つ一つ丁寧に提示されており、豊富な治療経験に基づいて"正確に数回に分割"して実施されるサイバーナイフの定位放射線治療の真髄、すなわち治療後の腫瘍の制御縮小と症状の改善、回復が見事に示されているといえます。現場で治療の実際にあたっている宮﨑紳一郎部長とサイバーナイフセンターのスタッフの渾身の努力と、丁寧な仕事の積み重ねによる結晶です。彼らの地道な治療への取り組みに対して、変わらぬご支援をお願いしたいと思います。

　また、治療に関心を持たれた皆様は、どうぞ本書のご一読をよろしくお願いします。今後とも、サイバーナイフセンターと併せて、引き続き、当グループへのご指導ご鞭撻をどうぞよろしくお願いいたします。

2018年9月

南東北グループ

一般財団法人　脳神経疾患研究所付属　総合南東北病院

理事長　総長　渡邉一夫

監修者まえがき

　宮﨑先生のサイバーナイフ定位放射線治療症例はこの6年間で症例数7,700例、分割照射33,016数に達した。サイバーナイフの生みの親、Adler先生が2018 AANSでCushing Awardを授与されたことはサイバーナイフの有用性をAANSが認めたということである。私は4年間、新百合ケ丘で宮﨑先生の治療を目の当たりにしてきた。また次の2年間は土曜日に外来にて患者さんの診療をしながら、ほとんど毎週、宮﨑先生が脳外科外来にいらっしゃり、患者さんの治療について相談してきた。印象に残っている症例を数例ご紹介する。

　橋から延髄にかけて広がり、外転神経麻痺と右不全片麻痺を呈した若い女性の場合、手術的治療はまず適応がなく、宮﨑先生と相談してサイバーナイフ治療をお願いした。治療2年で腫瘍はほぼ消失し、外転神経麻痺も不全片麻痺も軽快し、現在は治療後4年以上であるが、大学を卒業し、社会人として活躍している。もちろん組織学的診断はないが、画像上はグリオーマと診断可能であった。また左後頭葉動静脈奇形の1例ではサイバーナイフ後の血管撮影で異常血管陰影は消失したが、mass effectが残存しているため、宮﨑先生から頼まれて開頭摘出に踏み切った。手術所見は通常の髄膜腫と同じであるが、血管成分が消失しているために出血はほとんどなく、短時間で全摘出可能であった。術後の後遺症はない。

　このように、疾患によっては手術、サイバーナイフなど様々な組み合わせの治療を行う必要が生じる場合もあり、脳神経外科医との緊密な連携が必要である。グリオーマであるが、通常の開頭摘出後、リニアックによる治療を主として女子医大在任中は行っていたが、新百合ケ丘に移ってからは開頭摘出後、サイバーナイフによる放射線治療と、化学療法、自家腫瘍ワクチンを組み合わせて治療している。少なくとも女子医大の治療成績より劣るという印象はない。また最近では頭蓋咽頭腫でも可及的全摘出を目指すが、無理をせず小再発が疑われる場合にはサイバーナイフ治療を行うと有用であると考えている。

　以上、本書はこの6年間の宮﨑先生のサイバーナイフ治療の集大成であるが、全ての患者さんが1回の治療で満足できる結果が得られるとは限らない、脳外科医のみならず、緊密な外科医、内科医との連絡が可能な施設でこそ、良いサイバーナイフ治療が可能であることを付記して、本書の推薦の言葉とする。

2018年10月

新百合ケ丘総合病院客員名誉院長　東京脳神経センター院長

堀　智勝

からだにやさしい　脳・脳神経・脊髄疾患のサイバーナイフ治療
―――― 症状の回復と機能の温存を目指して ――――

CONTENTS

著者まえがき　福島孝徳 ……………………………………………………………… 001
監修者まえがき　渡邉一夫 …………………………………………………………… 002
監修者まえがき　堀　智勝 …………………………………………………………… 003

第❶章　脳・脳神経の仕組みと働き

❶ 脳の構造とその機能 …………………………………………………………… 008

❷ 脳神経の構造とその機能 ……………………………………………………… 010

❸ 脳神経へのサイバーナイフ治療 ……………………………………………… 012

　　Congratulations！ ………………………………………………………… 014

第❷章　脳・脳神経のサイバーナイフ治療

❶ サイバーナイフの治療実績 …………………………………………………… 016

❷ 脳神経にかかる治療例 ………………………………………………………… 018

　1 嗅神経にかかる治療 …………………………………………………………… 018
　　①嗅窩部髄膜腫 60代男性…019 ／ ②嗅窩部髄膜腫 40代女性…020 ／ ③右鼻副鼻
　　腔髄膜腫 80代女性…021 ／ ④嗅神経芽細胞腫 50代男性…022

　　COLUMN 1　嗅神経芽細胞腫へのサイバーナイフ治療例 ………………… 023
　　　治療例①嗅神経芽細胞腫 ／ 治療例②嗅神経芽細胞腫 ／ 治療例③嗅神経芽
　　　細胞腫

　2 視神経と脳下垂体にかかる治療 ……………………………………………… 027
　　①下垂体腺腫（非機能性）40代女性…028 ／ ②非機能性下垂体腺腫 60代女性…029
　　／ ③髄膜腫（蝶形骨縁髄膜腫眼窩内進展）30代女性…030 ／ ④髄膜腫（鞍結節
　　部）80代女性…031 ／ ⑤鞍結節部髄膜腫 60代女性…032

　　COLUMN 2　治療の難しい頭蓋咽頭腫 ………………………………………… 033
　　　治療例①頭蓋咽頭腫 ／ 治療例②頭蓋咽頭腫 ／ 治療例③頭蓋咽頭腫 ／ 治療
　　　例④頭蓋咽頭腫 ／ 治療例⑤頭蓋咽頭腫

　　COLUMN 3　視神経を守りつつ眼窩内腫瘍を治療する ……………………… 038
　　　治療例①眼窩内の三叉神経鞘腫 ／ 治療例②眼窩内リンパ腫（MALTリンパ
　　　腫） ／ 治療例③視神経鞘髄膜腫 ／ 治療例④眼窩内悪性リンパ腫 ／ 治療例
　　　⑤肺扁平上皮がんの頭蓋底転移、眼窩内への浸潤

　3 動眼神経・滑車神経・三叉神経・外転神経にかかる治療 ………………… 043
　　①（左）三叉神経鞘腫 40代女性…045 ／ ②（右）三叉神経鞘腫 50代男性…046 ／

③(右)三叉神経鞘腫　70代男性…047 ／④髄膜腫（左海綿静脈洞部）50代女性…048 ／⑤海綿状血管腫（海綿静脈洞部）30代女性…049 ／⑥髄膜腫（海綿静脈洞部）40代女性…050 ／⑦髄膜腫（錐体斜台部）50代男性…051

COLUMN4　腫瘍や動静脈奇形も引き起こす三叉神経痛 ･･････････････････････ **052**
治療例①三叉神経痛を呈する髄膜腫 ／ 治療例②三叉神経痛を示す三叉神経鞘腫 ／ 治療例③三叉神経痛を示す聴神経鞘腫 ／ 治療例④三叉神経痛を示す脳動静脈奇形

COLUMN5　海綿状血管腫の治療にはサイバーナイフが有効 ･････････････ **056**
治療例①海綿状血管腫（海綿静脈洞部）／ 治療例②眼窩内の海綿状血管腫（眼球突出と外眼筋不全麻痺）／ 治療例③眼窩内の海綿状血管腫 ／ 治療例④海綿静脈洞部の海綿状血管腫 ／ 治療例⑤海綿静脈洞部の海綿状血管腫 ／ 治療例⑥眼窩内の海綿状血管腫

COLUMN6　腫瘍などの原因で出現する外転神経麻痺 ･････････････････････ **061**
治療例①髄膜腫（錐体斜台部）／ 治療例②髄膜腫（錐体斜台海綿静脈洞部）／ 治療例③乳がんの頭蓋底転移による複視（外転神経麻痺）／ 治療例④前立腺がん、頭蓋底転移、外転神経麻痺 ／ 治療例⑤子宮体がん術後（頭蓋底骨転移、外転神経麻痺）

4　顔面神経にかかる治療 ･･ **066**
①グロムス腫瘍　30代男性…067 ／②脳動静脈奇形AVM（顔面けいれん）40代女性…068 ／③錐体部髄膜腫（顔面けいれんと失聴）60代女性…069 ／④顔面神経鞘腫（耳下腺部）40代女性…070 ／⑤顔面神経鞘腫（小脳橋角部）60代女性…071

5　聴神経にかかる治療 ･･ **072**
①左聴神経腫瘍　50代男性…073 ／②のう胞性の聴神経腫瘍　60代女性…074 ／③左内耳道内の聴神経鞘腫　40代女性…075 ／④右聴神経腫瘍　40代女性…076 ／⑤右のう胞性の聴神経腫瘍　80代男性…077 ／⑥右錐体斜台部髄膜腫　70代男性…078

6　舌咽神経・迷走神経・副神経にかかる治療 ･････････････････････････････ **079**
①頸静脈孔神経鞘腫　30代女性…080 ／②髄膜腫（頸静脈孔部）70代女性…081 ／③頸静脈孔部髄膜腫　40代女性…082 ／④グロムス腫瘍（小脳橋角部〜頸静脈孔）50代女性…083

COLUMN7　困難を極める頸静脈孔神経鞘腫の治療 ･････････････････････････ **084**
治療例①頸静脈孔神経鞘腫 ／ 治療例②頸静脈孔神経鞘腫

7　舌下神経にかかる治療 ･･ **086**
①神経鞘腫（舌下神経）60代男性…087 ／②髄膜腫（大孔部）60代女性…088 ／③大孔部髄膜腫　40代女性…089 ／④大孔部髄膜腫　80代女性…090

第❸章　脳神経以外のサイバーナイフ治療

脊椎・脊髄にかかる治療例 ･･･ **092**

1　脊椎・脊髄にかかる治療 ･･ **092**
①脊索腫（仙骨部）70代女性…093 ／②神経鞘腫（左頸椎）40代男性…094 ／③神経鞘腫（仙骨部、骨盤内）50代女性…095

CONTENTS

COLUMN 8　脊椎の動きを追いかけて治療する ･･････････ **096**
治療例①乳がん、頸椎転移 ／ 治療例②甲状腺濾胞がん、腰椎転移 ／ 治療例③子宮頸がん、胸椎転移 ／ 治療例④髄芽腫の髄膜播種

2　脳動静脈奇形の治療 **099**
①脳動静脈奇形(てんかん発症) 30代男性…100 ／ ②脳出血で発症した脳動静脈奇形 30代女性…101

COLUMN 9　治療方法で議論がなされる脳動静脈奇形 ･･････････ **102**
治療例①脳動静脈奇形 ／ 治療例②脳動静脈奇形(運動麻痺) ／ 治療例③正常分娩にいたった脳動静脈奇形 ／ 治療例④大きなeloquent脳動静脈奇形(めまい)

3　転移性脳腫瘍の治療 **106**
①転移性脳幹部(橋)腫瘍(肺小細胞がん) 50代男性…107 ／ ②甲状腺濾胞がんの頭蓋骨転移と脳下垂体転移 40代男性…108

COLUMN 10　転移性脳腫瘍に対するサイバーナイフの定位放射線治療 ･･･ **109**
治療例①転移性脳幹部(延髄)腫瘍(肺腺がん) ／ 治療例②乳がんの大きな転移性脳腫瘍 ／ 治療例③肺小細胞がんの小脳転移 ／ 治療例④転移性脳腫瘍(卵巣がん)

4　悪性グリオーマの治療 ･･････････ **112**
①神経膠芽腫(グリオブラストーマ) 60代男性…113 ／ ②脳幹部神経膠腫 20代女性…114

COLUMN 11　悪性グリオーマの治療は原則に従って対応 ･･････････ **115**
治療例①退形成星細胞腫(GradeⅢ) ／ 治療例②上衣腫(GradeⅡ〜Ⅲ) ／ 治療例③脳幹部神経膠腫

5　比較的まれな腫瘍の治療 ･･････････ **117**
①血管周皮腫(孤在繊維性腫瘍) 30代男性…118 ／ ②大きな左脳室内髄膜腫 60代女性…119 ／ ③血管外皮腫 40代男性…120 ／ ④脳室内異形髄膜腫 40代男性…121

COLUMN 12　血管周皮腫をサイバーナイフで治療する ･･････････ **122**
治療例①血管周皮腫(孤在繊維性腫瘍) ／ 治療例②血管周皮腫(孤在繊維性腫瘍)

COLUMN 13　手術に代えて脳室内髄膜腫を治療する ･･････････ **124**
治療例①脳室内髄膜腫(右側脳室後角) ／ 治療例②脳室内髄膜腫(左側脳室三角部〜後角)

6　頭蓋底に拡がる腫瘍の治療 ･･････････ **126**
①大きな錐体斜台髄膜腫 70代男性…127 ／ ②上咽頭がんの頭蓋底斜台進展 60代男性…128 ／ ③錐体斜台部髄膜腫 80代男性…129

COLUMN 14　頭蓋底腫瘍を安全・少ない負担で治療する ･･････････ **130**
治療例①副咽頭間隙腫瘍(多型性腺腫疑い) ／ 治療例②腎がんの頭蓋底転移 ／ 治療例③肺腺がんの頭蓋底転移 ／ 治療例④三叉神経鞘腫

著者あとがき　宮﨑紳一郎 ･････････････････････････ 133

第 **1** 章

脳・脳神経の仕組みと働き

1 脳の構造とその機能

●中枢神経は５つの部分からなる

　脳や脳神経、脊髄などの部位は「中枢神経」といいます。人間の体中のすべての情報がここに集約・統合され、体内の組織に電線（神経）を介して指令が発信されています。この中枢神経は、⑴大脳（大脳皮質、大脳基底核、大脳辺縁系）、⑵間脳（視床、視床下部）、⑶脳幹（中脳、橋、延髄）、⑷小脳、そして、これらに連続する⑸脊髄の５つに分けられます。

⑴ 大脳

　大脳皮質は前頭葉、頭頂葉、側頭葉、後頭葉の４葉に分けられ、大脳のほとんどの機能を統括しており、それぞれの部位にある一定の機能がまとまって配置される機能局在がみられます。例えば「前頭葉」は、四肢、体幹部の運動機能、発語の言語機能、記憶、思考、判断、感情に関連しています。「頭頂葉」は末梢より伝わる知覚を統合、分析し、体の位置についての空間認識、時間認識を司ります。「側頭葉」は聴覚、嗅覚を司り、言語の理解を担います。内側部には海馬という記銘力の中枢があります。

　大脳基底核は大脳皮質の深部にある神経核の集まりで、筋の緊張や運動機能を調節します。大脳辺縁系とは、海馬、偏桃体、帯状回などの脳組織の複合体で、食欲などの本能行動、情動、記憶などを司ります。

⑵ 間脳

　間脳は視床と視床下部からなります。視床は嗅覚を除くすべての感覚情報、小脳からの情報を集めて、大脳皮質へ送る中継所になっています。視床下部は自律神経系の中枢で交感神経、副交感神経を司ります。体温、睡眠、食欲、性機能、内分泌機能、体内の水分などを調節します。

⑶ 脳幹

　脳幹は、中脳、橋、延髄と連続し、左右の大脳半球や小脳に挟まれる形で存在しています。神経線維の主な通路になっており、大脳皮質からの運動指令を担う遠心性の神経路や、末梢や脊髄からの感覚情報を担う求心性の神経路が通ります。また、ほとんどの脳神経核が脳幹に集まっており、呼吸や体温調節など生命維持に直接的な役割を担います。

⑷ 小脳

　小脳は大脳の下、脳幹部の後部に位置し、３つの脚部（上小脳脚、中小脳脚、下小脳脚）で脳幹につながっています。皮質と白質からなり、さらに深部に小脳核が存在します。解剖学的には小脳半球、小脳虫部、片葉小節葉に分類され、系統発生学的にみて原始小脳、古小脳、新小脳の３つに分けられます。

　小脳は平衡感覚の中枢で、随意運動の調整の役割を担い、片葉小節葉を主とする原始小脳は平衡感覚（前庭機能）を担っています。また、小脳虫部を主とする古小脳は姿勢の保持に関与しており、小脳半球を主とする新小脳は四肢の細かな運動の調節を担っています。

⑸ 脊髄

　脊髄は、脳幹部の延髄につながる円柱状の中枢神経組織で、脊椎骨によって形成される脊柱管の中に収まっています。脊髄については、第３章で詳しく解説します。

● 頭蓋内の構造

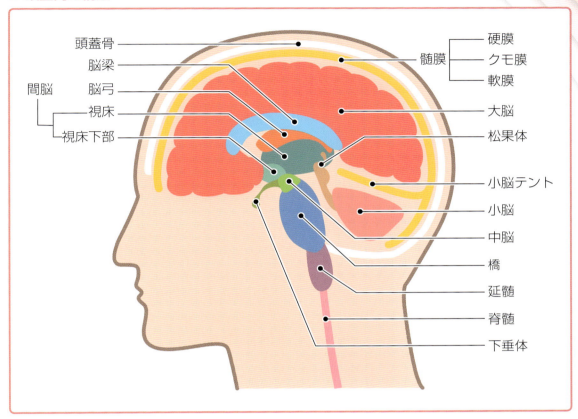

● 大脳の主な領域

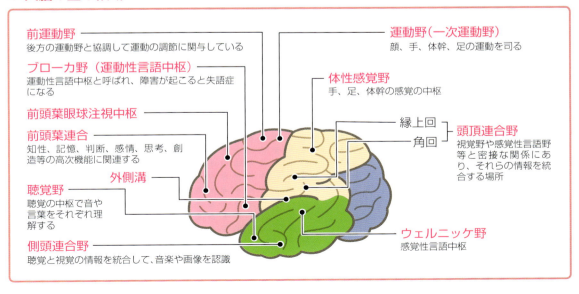

② 脳神経の構造とその機能

●左右12対の神経が各器官とつながっている

神経は、脳や脊髄など中枢神経から直接出てくる末梢神経のうち、脳から直接出てくる神経を「脳神経」、脊髄から出ている神経を「脊髄神経」と呼んでいます。

末梢神経は、体性神経と自律神経があり、体性神経は運動神経と感覚神経が、自律神経には交感神経と副交感神経があります。体性神経は、大脳皮質から骨格筋など意識的に動かすことができる末梢神経をいいます。一方、自律神経は、意識しなくても機能している神経を指します。

例えば、心臓や肺などのように、指示を出さなくても自律的に機能している神経のことです。これらが体全体に張り巡らされ、人の体は機能しています。

脳神経は左右12対の脳神経が脳幹部より順番に顔面や頭頸部へと出ています。間脳から出ている神経は順番に、(Ⅰ)嗅神経、(Ⅱ)視神経、以下、脳幹の延髄まで順番に、(Ⅲ)動眼神経、(Ⅳ)滑車神経（以上、中脳）、(Ⅴ)三叉神経、(Ⅵ)外転神経、(Ⅶ)顔面神経、(Ⅷ)聴神経（内耳神経）（以上、橋）、(Ⅸ)舌咽神経、(Ⅹ)迷走神経、(Ⅺ)副神経、(Ⅻ)舌下神経が、左右12対で順番に並んで各器官とつながっています。

●感覚、運動、副交感という神経分類

脳神経の分類は、運動機能の働きに関与する運動神経、感覚を支配する感覚神経、そして自律神経系の副交感神経という分け方もできます。

以下に、それぞれの神経の機能と役割について紹介します。詳しくは右図を参照してください。

①嗅神経…嗅覚（感覚神経）に関わります。

②視神経…視覚（感覚神経）に関わります。

③動眼神経…眼球や瞼を動かす（運動神経）、瞳孔を収縮させる（副交感神経）ことに関わります。

④滑車神経…目を内下方に向ける（運動神経）働きがあります。

⑤三叉神経…顔面と前頭部の皮膚感覚および舌の前方3分の2の知覚（感覚神経）と、咀嚼（噛む）や嚥下（飲み込む）（運動神経）に関わります。

⑥外転神経……眼球を外転させます（運動神経）。

⑦顔面神経…舌前方3分の2の味覚（感覚神経）、顔面の表情筋（運動神経）、涙腺、唾液腺の分泌（副交感神経）に関わります。

⑧内耳神経…感覚神経で聴覚と平衡感覚に関わります。

⑨舌咽神経…舌後方3分の1の知覚・味覚（感覚神経）、咽頭筋：嚥下作用（運動神経）唾液腺の分泌（副交感神経）に関わります。

⑩迷走神経…咽頭・喉頭の知覚（感覚神経）、咽頭・喉頭の筋肉および声帯筋（運動神経）、咽頭・喉頭・腹・胸部の内臓の運動と感覚（副交感神経）に関わります。

⑪副神経…胸鎖乳突筋と僧帽筋（運動神経）

⑫舌下神経…舌筋（運動神経）に関わります。

● 脳神経の主な働きと機能

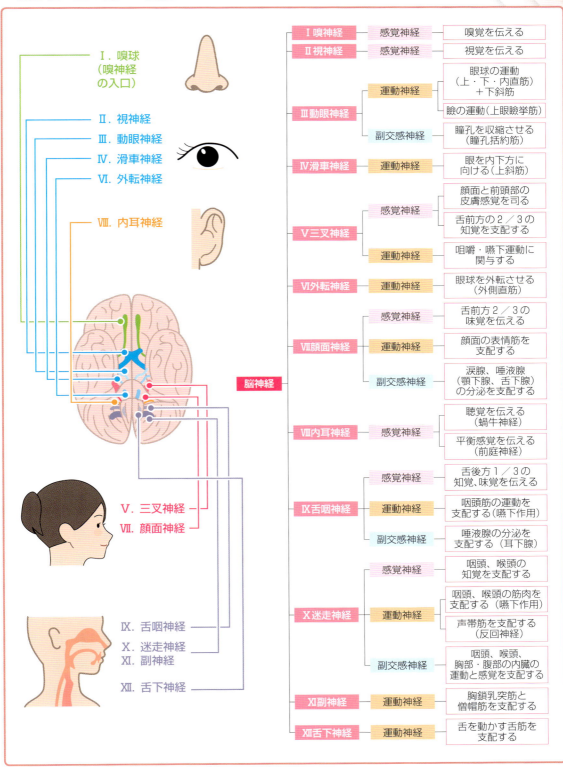

③ 脳神経へのサイバーナイフ治療

●脳や脳神経の細胞は再生しない

　脳や脳神経は他の組織と異なり、細胞が再生しない組織といわれています。したがって治療によってできるだけ組織を傷つけず、機能を失うことなく、脳や脳神経を守ることが得策であることはいうまでもありません。

　脳や脳神経に発生する腫瘍の約半数は良性腫瘍といわれます。良性腫瘍は悪性腫瘍と全く異なる経過をたどり、転移や急速な増大は想定されていません。発症したその部位でゆっくりと着実に増大します。したがって、この腫瘍の増大が阻止できれば、治療目的は最低限、達成したことになります。

●部位別の障害と症状あれこれ

　脳が腫瘍などに侵されると部位によって症状の出方もいろいろです。ここでどのような症状が出るのか、領域別にみていきましょう。

(1) 大脳

①前頭葉…運動機能低下、麻痺、運動失語、精神機能低下が現れます。

②頭頂葉…識別覚、立体覚の障害や、構成失行、優位半球での障害では手指失認、左右失認、失書、失算のゲルストマン症候がみられます。

③側頭葉…感覚失語、記憶障害、聴覚障害が現れます。

④後頭葉…視野欠損など視覚に関わる障害が現れます。

⑤脳基底核…動作が緩慢となり、筋緊張の異常、姿勢の異常、不随意運動などが生じま

す。パーキンソン病はこの部が障害されて起こる代表的な疾患です。

⑥大脳辺縁系…食欲、性行動、情動反応、記憶等が障害されます。

⑦視床…感覚低下、運動失調などが現れます。視床下部の障害は体温調節異常、摂食障害、睡眠障害、電解質異常、精神症状、内分泌異状が現れます。

(2) 中脳

①中脳…動眼神経麻痺、滑車神経麻痺、四肢の不随運動、注視麻痺などが起こります。中脳黒質にあるドパミン神経細胞が変性することによりパーキンソン病が生じます。

②橋…顔面神経麻痺、眼球外転麻痺、片麻痺などが現れます。

③延髄…運動失調や球麻痺が現れます。運動性失調や交叉性片麻痺を伴うワレンベルグ症候群（障害側顔面温痛覚低下と頸部以下の反対側の温痛覚低下）などが有名です。

(3) 小脳

　歩行障害、運動失調、言語障害（構音障害）、小脳性振戦などの症状がみられます。

(4) 脊髄

　痛覚や触覚などの感覚障害や筋委縮、麻痺、歩行障害など運動障害が生じる可能性があります。

　脳の障害だけでなく、脳神経の周辺に出現して神経を巻き込んでいる場合、手術が難しいケースも多々あり、定位放射線治療法であるサイバーナイフ治療で対応するのも一つの方法です。

　次章では、数多くの実例をみていきます。

脳・脳神経に発生する腫瘍とサイバーナイフ治療

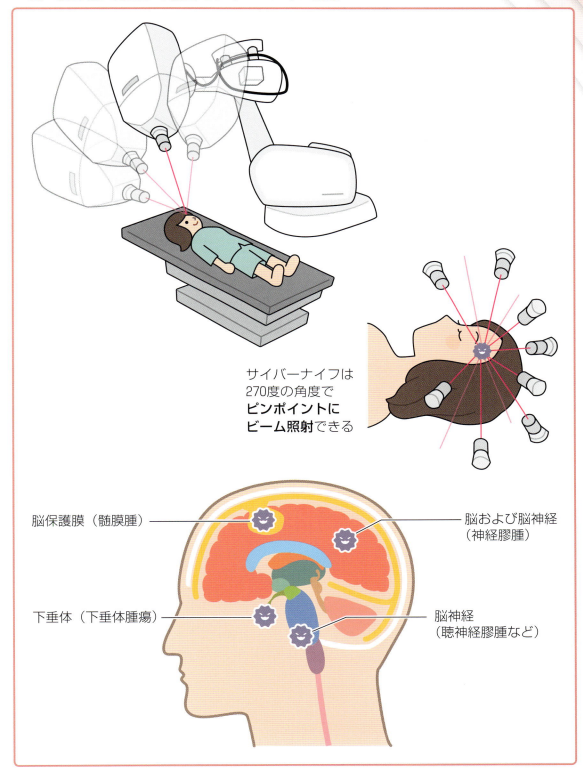

Congratulations !

　2018年4月28日〜5月2日、ニューオリンズでAANS（American Association of Neurological Surgeons）という米国で最も古く、権威ある脳神経外科学会の年次総会が開催され、サイバーナイフの開発者、John R.Adler Jr.名誉教授（スタンフォード大学）が、その年、最も重要な功績を残したと評価された人物に贈られる賞を受賞しました。"Cushing Award for Technical Excellence and Innovation in Neurosurgery" という賞です。サイバーナイフがAdler教授によりシリコンバレーで開発され、スタンフォード大学病院で実際の臨床治療が開始された1994年からすでに24年が経過し、米国内とカナダはもとより、フランス、ドイツ、イタリア、イギリス、ベルギーとヨーロッパ各国をはじめ、日本、インド、韓国、台湾、中国、タイ、マレーシアといったアジア諸国、オーストラリア、中東のトルコなど、サイバーナイフの定位放射線治療は世界中に拡がり、その治療の成果はますます高く評価されてきています。

　AANSという米国の最高位の脳神経外科学会で歴史に残るCushingの名を冠した賞を授与されたことは、競争社会の原則がとことん貫かれている米国社会を考慮するとき、最高の栄誉を讃えられたという意味もありますが、サイバーナイフの定位放射線治療という治療手段を充分に考慮することなくして、少なくとも米国では脳神経外科だけではなく各科の腫瘍の治療はあり得ない事態になってきているという背景が存在するのではないかと私には思えてなりません。

　Adler教授の最初の革命的な斬新な発想の転換、拡がり、方法が、治療道具として毎日サイバーナイフに接している私には未だに驚きを禁じ得ない日々の連続なのです。肺がん、前立腺がん、肝臓がん、甲状腺がん、あるいは各種がんの脊椎転移、リンパ節転移など各科の腫瘍の治療を目前にして治療法を考慮、判断するときに、大変に有効で安全な治療手段を提供できる道具であることは、もはや誰の目にも明らかになりつつあるのではないかとも想像します。Adler先生はますますお元気で、すでに次の新しいステップを踏み出していることを直接お聞きする機会も得ていますが、今年のAANSでのおめでたい受賞に心から喜びを覚え、誇りに思っていることを記しました。（宮﨑紳一郎）

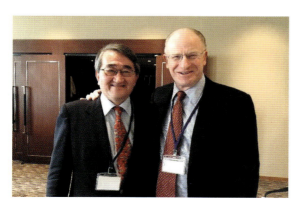

●山口県宇部市の研究会にて
　Adler先生と著者（2017年1月21日）

第 **2** 章

脳・脳神経の
サイバーナイフ治療

❶ サイバーナイフの治療実績

6年間のサイバーナイフの治療病変部位と治療症例数について

新百合ケ丘総合病院が開院してちょうど6年間が経過しました。この期間に実施したサイバーナイフの治療病変部位とその治療症例数を表とグラフにしたものが図1と図2になります。

最も多く治療した病変部位は、全身の各種がんよりの疼痛を伴うことの多い骨転移〈2,085例〉と各部のリンパ節転移〈1,681例〉でした。この骨転移とリンパ節転移を合わせると3,766例となり、全体の症例数（7,735例）の約半数〈48.7％〉を占めています。この数字はまさにサイバーナイフ治療の主な役割は、全身のがん全体と戦うのではなく、ごく限られた局所の転移病巣のコントロール（制御）であることをよく示していると思います。脳・脊髄・脳神経〈2,002例〉は全体の約4分の1（25.9％）になりました。

ここまでの骨転移、リンパ節転移、脳・脊髄病変の3つを合わせると約4分の3（74.6％）を占めることになります。これに続いて、肺・気管・縦隔が888例〈11.5％〉、頭頸部407例〈5.3％〉、肝・胆・膵273例（3.5％）が傾向として多くみられます。肺転移や縦隔転移はサイバーナイフの治療対象として今後も増えてゆくであろうと実感しているところですが、この傾向が数字で裏付けられた格好です。これらはすべてサイバーナイフの定位放射線治療に際して"目の前にみえるものを

正確に叩き、みえないものは予防的に叩かない"という原則、治療の意図がそのまま反映されている結果であると考えます。

今回はサイバーナイフ治療例の中の、脳・脳神経・脊髄疾患2,002例〈25.9％〉の治療例についてまとめてみました。この疾患群の他にみられない大きな特徴は、頭蓋内では治療対象となる病変の多数を髄膜腫、神経鞘腫、下垂体腺腫、頭蓋咽頭腫などの良性腫瘍が占めることにあります。

良性腫瘍の治療後の経過観察や治療効果の判定には充分で、より長期間の経過観察が必要になります。原発がんのみられないこの部位では、がんは"脳転移"だけになり、さらに原発悪性腫瘍としてはグリオーマ、悪性リンパ腫などがみられます。

サイバーナイフの定位放射線治療は、腫瘍の種類、放射線への感受性、腫瘍の大きさ（体積）、部位、周辺組織の状況、症状などにより、1回照射、3〜5回照射、7〜8回照射、10〜12回照射、15回照射など分割回数がそれぞれの作成した治療計画で有効性、安全性を考慮して、個々に設定し実施します。

これらを勘案すると、この6年間の7,735例の治療計画を実行するために、総計33,000回、患者さんに分割の治療を受けていただいた計算になります。

図1 部位別集計

2012.8.1〜2018.8.31

	患者数	症例数	総件数（分割照射数） 入院	総件数（分割照射数） 外来	総件数（分割照射数） 合計
脳・脊髄・脳神経	870	2,002	3,023	2,050	5,073
頭頸部	352	407	1,675	1,216	2,891
肺・気管・縦隔	574	888	1,775	3,468	5,243
乳房	47	60	130	230	360
肝・胆・膵	222	273	750	1,188	1,938
消化器系	40	43	233	206	439
婦人科系	38	44	140	209	349
泌尿器系	83	85	221	540	761
造血器・リンパ系	946	1,681	3,104	4,617	7,721
皮膚・骨・軟部組織	988	2,085	3,749	3,463	7,212
その他	144	167	424	605	1,029
合計	4,304	7,735	15,224	17,792	33,016

図2 部位別症例数

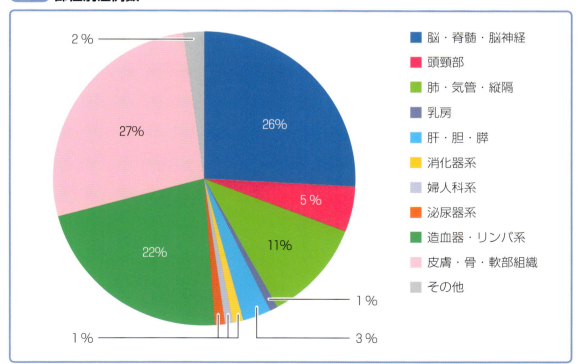

資料：新百合ヶ丘総合病院放射線治療科サイバーナイフ診療部

2 脳神経にかかる治療例

1 嗅神経にかかる治療

〈嗅神経とは〉

　嗅神経は、第1脳神経と呼ばれる、嗅覚を司る神経です。匂いを認識するプロセスは、鼻腔上皮の粘膜皮にある嗅覚細胞（嗅覚受容体、嗅覚受容器ともいう）の表面から出ている線毛で匂いの分子を捉え、嗅糸と呼ばれる軸索を伝います。この軸索は神経軸索といい、これは嗅糸が数十本の束になっています。これらの束すべてが嗅神経です。

　嗅糸は脳にある嗅球と呼ばれる器官に伝わり、大脳にある嗅覚中枢にいたって、匂いの情報が送られるという仕組みです。

　人間の匂いセンサーは十数万個ともいわれるほど数多くあり、あらゆる匂いを嗅ぐことができるといわれます。

　嗅神経にかかる症例としては、鼻腔内から前頭蓋底に発現する嗅神経芽細胞腫などがよくみられます。

　以下に、嗅神経にかかる症例とサイバーナイフ治療についてみていくことにします。

● 嗅神経の構造

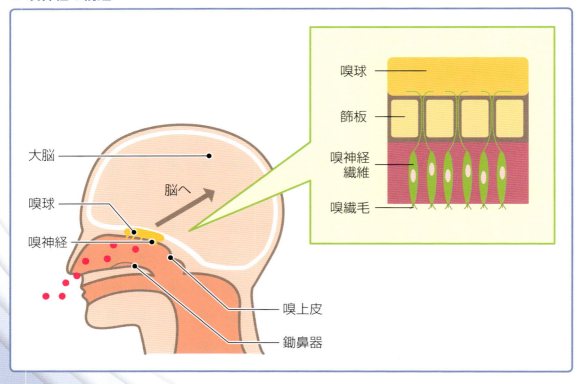

第2章 ● 脳・脳神経のサイバーナイフ治療　019

1 嗅窩部髄膜腫　　　　　　　　　　　　　　　　　　　　　60代男性

[症状] 13年前に健康診断で脳ドックを受けたところ、前頭蓋底に腫瘍があることを指摘されました。自覚症状はありませんでしたが、都内の脳神経外科を受診しました。そこで腫瘍の増大を制御するためサイバーナイフの治療について説明があり、年明けの1月に紹介されて当院に来院されました。

[治療経過] サイバーナイフ治療にあたりMR（図1）を撮り、治療計画図（図3）を作成し、3日間3分割で実施しました。腫瘍体積は10.9ccでした。

[治療後] 紹介医にて経過観察を行っていますが、MR（図2）で腫瘍の制御が良好であることを確認しています。

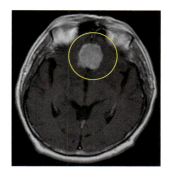
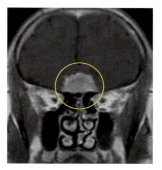

図1
12年前の治療時のMR。前頭蓋正中に髄膜腫と思われる腫瘍がみられる

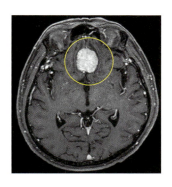
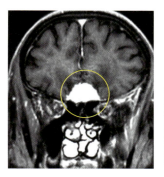

図2
治療から6年後のMR。腫瘍は増大なくむしろ縮小傾向をみせて制御されていることが確認された

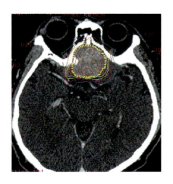
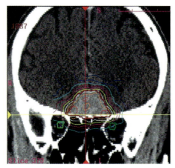

図3
MRによるサイバーナイフの治療計画図。赤い線で囲まれた部位が髄膜腫を示す

2 嗅窩部髄膜腫　　40代女性

[症状] 13年前に視力、視野障害を訴えて大学病院の脳神経外科を受診したところ、前底部腫瘍と診断され、開頭腫瘍摘出術が実施されました。術後、視野・視力障害は改善しました。その1年後に再度、残存腫瘍の摘出手術が追加されました。

その後、経過観察にて6年前頃より腫瘍の再増大（図1）がみられたことから、2年前に再手術に代えてサイバーナイフ治療のため来院されました。

[治療経過] MRによる治療計画図（図3）を作成し、治療は通院により5日間5分割で実施しました。腫瘍体積は6.4ccでした。

[治療後] 2年後の追跡MR（図2）で確認したところ腫瘍は増大なく、制御されていることが確認されました。

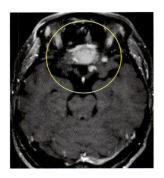
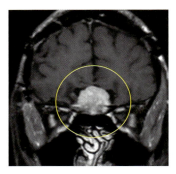

図1
2年前のMR（サイバーナイフ治療時）。嗅窩部髄膜腫がみられる

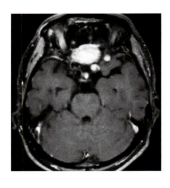
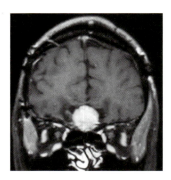

図2
治療から2年後の追跡MR。腫瘍は増大なく、むしろ縮小傾向をみせて制御されている

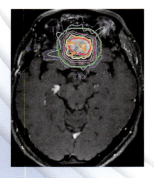
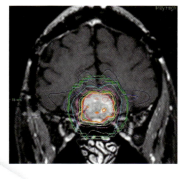

図3
MRによるサイバーナイフ治療計画図。赤い線で囲まれた部位が髄膜腫を示す

3 右鼻副鼻腔髄膜腫　　　　　80代女性

[症状] 7年前頃に右鼻閉、鼻出血にて前医を受診し、MRで頭蓋底より右副鼻腔、鼻腔に拡がる腫瘍の存在が確認されことから（図1）、髄膜腫の診断（図2）となり経過観察をしていました。このとき、右嗅覚はすでに失われていました。

経過をみていた耳鼻科医より、さらに腫瘍が増大し、鼻出血を繰り返すだけでなく、頭蓋内への進展も危惧されたことから、紹介されて遠路、サイバーナイフ治療のため来院されました。

[治療経過] MRによる治療計画図（図3）を作成し、治療は8日間8分割で実施しました。腫瘍の体積は130ccでした。

[治療後] 紹介先の耳鼻科へ戻り、経過観察が続けられています。

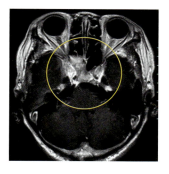
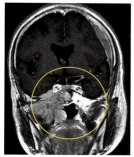

図1
7年前のMR。頭蓋底より副鼻腔、鼻腔に伸展する腫瘍がみられる

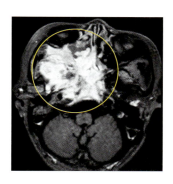
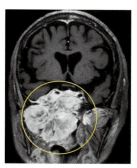

図2
治療前のMR。増大した腫瘍の鼻腔よりの生検で髄膜腫と診断された

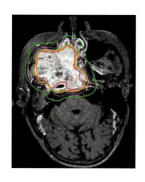
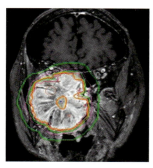
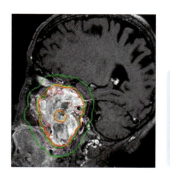

図3
MRによる治療計画図。赤い線で囲まれた部分が髄膜腫を示す

4 嗅神経芽細胞腫　　50代男性

[症状] 2年前に、近くの総合病院より当院の耳鼻咽喉科へ紹介されて来院されました。両側の眼球の間、前額に飛び出してきた大きな腫瘤を訴えていました。耳鼻科の診察で、鼻腔から篩骨洞に充満する大きな腫瘍が確認され、組織の生検を実施したところ、嗅神経芽細胞腫との診断が確定しました。

[治療経過] その後、サイバーナイフの治療をすすめられて当科に来たことから、まずPETCT（図1）を撮りました。引き続き、治療計画図作成のためのCTを撮り、その後、治療計画図（図3）を作成しました。早速、自宅からの通院により10日間10分割で治療を実施しました。

[治療後] 耳鼻科との共同により、外来での経過観察を定期的に繰り返し、確認された頸部リンパ節転移などについてその都度、サイバーナイフの治療を追加しました。

治療から1年後のPETCT（図2）では、腫瘍は縮小消退していることが確認されました。

その後も、外来での慎重な診察と画像検査の耳鼻科との共同の追跡が、現在も定期的に続けられています。

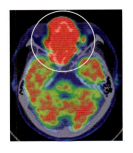
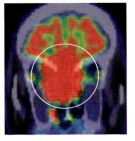

図1　治療前のPETCT。鼻腔、上顎洞を充満する腫瘍がみえる

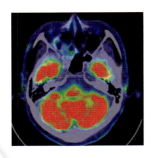
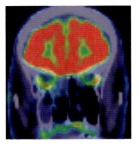

図2　治療から1年後のPETCT。治療を済ませた腫瘍は縮小消退をみせたのが確認された

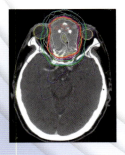
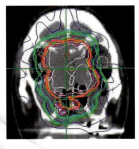
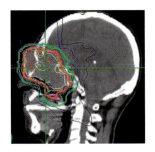

図3　CT治療計画図。赤い線で囲まれた部分が鼻腔より篩骨洞を充満する腫瘍を示す

COLUMN 1

嗅神経芽細胞腫へのサイバーナイフ治療例

　嗅神経の分布する鼻腔内上皮より発生するといわれている嗅神経芽細胞腫は、頭蓋内への進展も稀ではなく、時々、治療を経験する腫瘍です。

　手術に先立ってサイバーナイフの少数回分割を実施して、その後、手術摘出を実施した事例を3例ほど提示してみましたので、参考になればと思います。

　化学療法はほぼ効果は望めない腫瘍ですので、治療法としてサイバーナイフを考慮してみることも有意義であろうかと考えています。

治療例❶　嗅神経芽細胞腫　　50代男性

　10年前頃より時々鼻出血がみられ、副鼻腔炎として近医耳鼻科を受診していた。9年前の9月、大学病院の耳鼻科を改めて受診し、鼻腔内より前頭蓋底にかけて浸潤する腫瘍病変があることを指摘され、がん専門病院を紹介された。

　がん専門病院では、すぐに腫瘍の生検が行われ嗅神経芽細胞腫と診断が確定したが、手術切除は困難であると判断され、その後3ヵ月の期間は化学療法を実施した。3ヵ月の化学療法の効果判定はほぼ無効と判定され、本人の希望もあって重粒子線治療や陽子線治療の施設を受診したものの、失明のリスクが高く適応できないとの結論に達した。

　そこで、どうしても手術切除できないかどうか、当院の脳神経外科を受診された。脳神経外科医は手術の前にまずサイバーナイフの治療を実施し、その後手術を予定する方針を示したことから、治療の準備を始めた。

　CT、MR（図1）の治療計画図を作成後、8日間8分割でサイバーナイフの治療を実施。その8ヵ月後に開頭で鼻腔、副鼻腔、硬膜内の残存腫瘍の摘出手術が行われ、現在まで経過観察を続けている。最新のMR（図2）、PETCT（図3）をみると、腫瘍の再発や残存はみられていない状況。

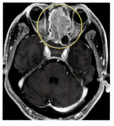 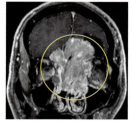 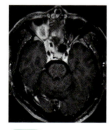 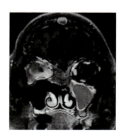

図1　治療前のMR（初診時）。鼻腔より前頭蓋底に拡がる大きな腫瘍がみられる

図2　治療から6年後のMR。腫瘍の再発はみられない

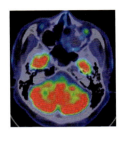
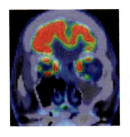

図3 サイバーナイフ治療から7年後のPETCT。腫瘍は退縮し再発残存はみられない

治療例❷　嗅神経芽細胞腫　　40代男性

　3年前の9月、鼻閉感と鼻出血にて総合病院の耳鼻咽喉科を受診し、診察とCTの結果、鼻腔内より前頭蓋底に拡がる腫瘍を指摘された。総合病院から紹介された大学病院の頭頸部外科を受診し、生検した結果、嗅神経芽細胞腫と診断され手術治療が予定された。

　しかし手術治療への不安が解消されないため、脳神経外科を受診。脳神経外科からはサイバーナイフの治療を行い、さらに必要に応じてその後は手術治療なども提案されたことから、サイバーナイフの治療に同意された。早速、PETCT（図1）、MR（図2）、CTの画像を取得したのち治療計画図を作成し、治療は8日間8分割で実施。腫瘍体積は44ccだった。

　サイバーナイフ治療から6ヵ月後、MRで腫瘍の縮小と残存を確認してから、開頭手術による腫瘍摘出が追加実施された。その後は耳鼻科とともに経過観察を実施しているが、腫瘍は消退し再発残存は確認されていない（図3）。

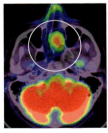
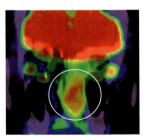

図1 サイバーナイフ治療前のPETCT。頭蓋底、篩骨洞より鼻腔に延びる腫瘍がみられる

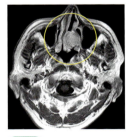
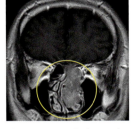

図2 サイバーナイフ治療前のMR。頭蓋底より鼻腔内へ拡がる腫瘍がみられる

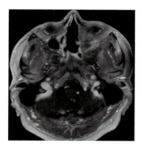
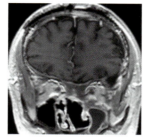

図3 治療開始から3年後のMR。腫瘍は消退し、再発残存はみられない

治療例❸　嗅神経芽細胞腫　60代男性

　4年前より鼻閉、後鼻漏がみられたので耳鼻咽喉科に通院していたが、2年前に紹介されて大学病院を受診した。大学病院では鼻腔内を充満する腫瘍について生検が行われ、その結果、嗅神経芽細胞腫の診断がなされた。

　CT（図3）、MRで腫瘍は篩骨洞、頭蓋底、鼻腔を充満しており、重粒子線での治療を勧められた。また、がん専門病院での手術治療についても受診したが、どちらも受け入れることができず、それから1年間は通院をやめてしまった。

　昨年暮れに鼻出血にて総合病院を受診したところ、腫瘍が増大していることを告げられた。年が明けてから、紹介状を持ってサイバーナイフ治療の相談のため来院。PETCT（図1）の撮影、耳鼻咽喉科での受診を済ませたのち、治療計画図を作成し、10日間10分割によるサイバーナイフ治療を実施。腫瘍体積は62ccだった。

　治療から5ヵ月後のPETCT（図2）では、腫瘍の縮小傾向を確認。さらに2ヵ月後、耳鼻咽喉科で経鼻的に残存腫瘍の摘出術が加えられた。術後のCT（図4）では腫瘍の消退を確認し、追加の免疫化学療法が実施され、今後も経過観察を予定。

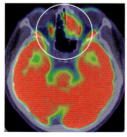
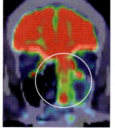

図1 治療前のPETCT。頭蓋底、篩骨洞から鼻腔に拡がる悪性腫瘍がみられる

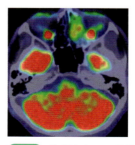
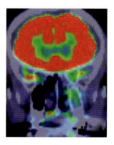

図2 治療から5ヵ月後のPETCT。篩骨洞の腫瘍の縮小消退傾向がみられた

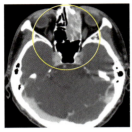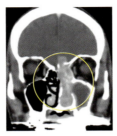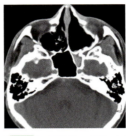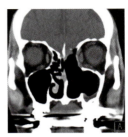

図3 サイバーナイフ治療前のCT。頭蓋底より篩骨洞鼻腔に拡がる腫瘍がみられる

図4 耳鼻科の鼻腔内手術後のCT。腫瘍が消退したことが確認された

2 視神経と脳下垂体にかかる治療

〈視神経と脳下垂体とは〉

　第2脳神経の視神経は、眼から入った情報を認識するための神経です。網膜にある光を認識する受容体から眼球の後部にいたり、そこで束となります。そして神経の束は脳にいたります。

　この脳に到達した部分までを視神経といいます。左右の視神経は、視交叉といって左右が交差し、右の視界情報は左後頭葉に、左の視界情報は右後頭葉に伝わり、最終的にひとつの像として認識されます。

　視神経は、脳の底部にあたる脳下垂体の上部を通って脳にいたっています。脳下垂体は細い茎のような部分で、脳にぶら下がった状態ですが、頭蓋骨の窪みのようなところに収まっています。この脳下垂体は身体全体のホルモンのバランスをとる役割があります。

　この脳下垂体の周辺では、髄膜腫や頭蓋咽頭腫などの腫瘍が発生することが多くみられますが、これにより、視神経を圧迫するなどの影響を与えます。神経が交差するなど複雑に絡み合っていること、脳の深部であることなどから、サイバーナイフ治療を選択することも必要になってきます。

● 脳下垂体と眼の構造

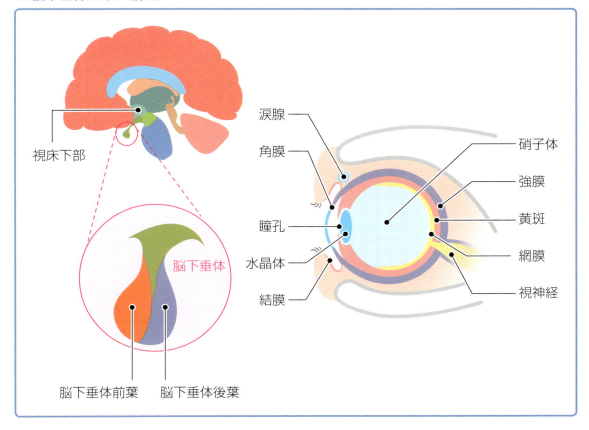

1 下垂体腺腫（非機能性） 40代女性

[症状] 13年前に頭痛を訴えて近医を受診し、脳腫瘍があることを指摘されました。総合病院の脳神経外科を紹介され、精密検査により非機能性の脳下垂体腺腫の診断を受けました。そのとき、眼科的検査で視野が欠けていること（視野欠損）と、間脳下垂体のホルモン検査で閉経していることも腫瘍に関連していると指摘されました。

診断確定後に入院し、経鼻的下垂体腫瘍摘出術が行われました。手術後は年に数回、定期的な外来通院で経過観察が行われ、術後ほどなくして、視野欠損と月経停止は改善されて以前と変わらない日常生活を送っていました。

しかし4年後、再び視野欠損と閉経を自覚し前出病院を訪れたところ、画像検査で下垂体腺腫の再発を指摘されました。今回は再発腫瘍について、手術に代えてサイバーナイフによる定位放射線治療を勧められたことから、紹介のうえ来院されました。

[治療経過] 治療のためのMR画像検査（図1）を済ませ、治療計画図（図3）を作成し、通院による3日間3分割のサイバーナイフ治療を実施しました。

[治療後] 治療から6ヵ月後には、視野欠損や閉経も再び元通りに回復し、画像上も腫瘍は縮小傾向をみせました（図2）。その後、腫瘍は現在まで再発をみせていません。

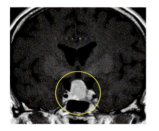
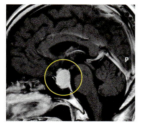

図1
治療前のMR。脳下垂体の存在するトルコ鞍部に上方に突き出した手術後の再発腫瘍がみられる

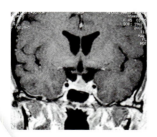
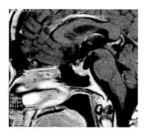

図2
治療後のMR。治療前の再発腫瘍はサイバーナイフ治療後に縮小し、現在まで再発をみせていない

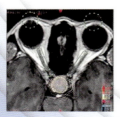
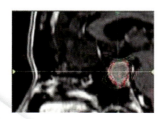
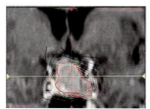

図3
サイバーナイフの治療計画図。赤い線で囲まれている部分が下垂体腫瘍を示す

2 非機能性下垂体腺腫 ……………………………………………… 60代女性

[症状] 15年前、めまいの発作があり近くの病院を受診し、脳神経外科でMRを撮ったところ脳腫瘍を指摘されたことから、大学病院を紹介されて受診しました。大学病院で諸検査をすると、大きな右海綿静脈洞に進展する非機能性下垂体腺腫と診断されました。

ところが、腫瘍が大きい割にその神経症状はほとんどなく、手術を勧められたものの、本人は承諾できず経過観察が続けられていました。11年前、脳神経外科の専門病院を受診したところ、サイバーナイフ治療について相談してみてはどうかと勧められたことから、来院されました。

[治療経過] CT、MR（図1）で治療計画図（図3）を作成した後、5日間5分割でサイバーナイフ治療を実施しました。腫瘍体積は25ccでした。

[治療後] その後は年に1～2回、経過観察を行ってきましたが、治療前から現在まで特段の症状はなく推移し、良好な経過をたどっています。また、腫瘍については順調に縮小傾向をみせています（図2）。

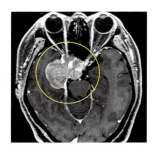
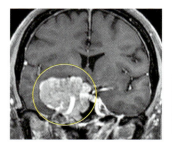

図1
11年前のMR（治療時）。大きな下垂体腺腫が右海綿静脈洞よりさらに側方に進展をみせている

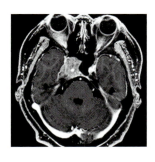
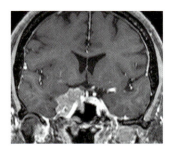

図2
治療から4年後のMR。腫瘍は著しい縮小を示す

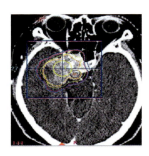
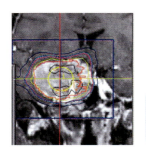

図3
CT治療計画図。赤い線で囲まれた部分が大きな腫瘍を示す

3 髄膜腫（蝶形骨縁髄膜腫眼窩内進展） 30代女性

[症状] 18年前、視力低下が次第に進むことを訴えて大学病院を受診しました。眼科、脳神経外科の診断では眼窩内腫瘍や髄膜腫であろうとの診断を受けますが、手術治療は困難であることが告げられました。その後、さらに視力障害は進行し、左眼の視力は失われ、左眼突出が明らかになってきました。

12年前に米国在住の福島孝徳医師にコンタクトを取り、来日した折に診察を受けたとき、サイバーナイフの治療を勧められて来院されました。

[治療経過] CT、MR（図1）の画像で治療計画図（図3）を作成し、蝶形骨縁髄膜腫が左眼窩内に進展した大きな腫瘍に対して、5日間5分割のサイバーナイフの治療を実施しました。

[治療後] 1年に1～2回、定期的に経過観察が行われました。腫瘍は次第にゆっくりと縮小し、眼球突出は改善されましたが（図2）、視力が改善することはありませんでした。治療のときから現在まで、通常の日常勤務を元気に続けています。

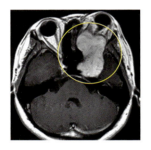
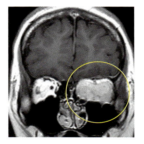

図1
治療前のMR。蝶形骨縁髄膜腫が左眼窩内に進展した大きな腫瘍がみられる

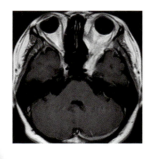
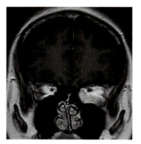

図2
治療から10年後のMR。腫瘍は次第に著しい縮小傾向をみせた

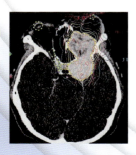
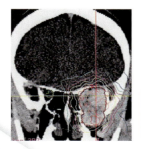

図3
CT治療計画図。赤い線で囲まれている部分が髄膜腫を示す

4 髄膜腫（鞍結節部） 80代女性

[症状] 17年前、次第に進行する左視力の低下を訴えて自宅近くの市立病院を受診しました。MRなど脳神経外科の検査の結果、トルコ鞍近傍の脳腫瘍と診断され、その後は経鼻的腫瘍摘出術を受けました。

手術後、摘出腫瘍の病理検査で診断は髄膜腫であることが確定しました。その後、同院で経過観察を続けていましたが、腫瘍が再び増大してきたので、もう一度手術が必要であるという説明があり、10年前に紹介状を持って来院されました。

[治療経過] 再度の手術はできれば避けたいという希望と、年齢などを考慮してCT、MR（図1）で治療計画図（図3）を作成し、手術に代えて5日間5分割のサイバーナイフの治療を実施しました。腫瘍体積は4.2ccでした。

[治療後] 治療後は地元の病院へ戻り、再び経過観察が行われましたが、治療から3年6ヵ月後のMR（図2）では腫瘍は、次第に、そして明らかに縮小傾向をみせていることが確認されました。

また、視野・視力も保たれた状態であることが確認されました。

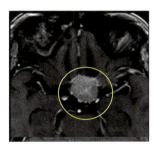
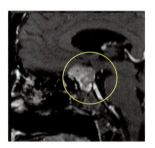

図1
10年前のMR（治療前）。鞍結節部髄膜腫と診断された

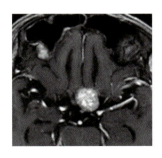
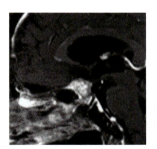

図2
治療から3年6ヵ月後のMR。腫瘍は明らかな縮小傾向を示す

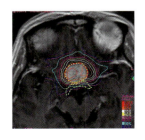
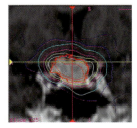
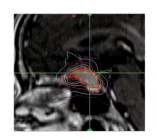

図3
MR治療計画図。赤い線で囲まれた部分が腫瘍を示す

5 鞍結節部髄膜腫　60代女性

[症状] 8年前、頭痛が時々あること、右側の物がみえにくいことがあるので脳神経外科の専門病院を受診しました。MR検査の結果、視神経に接して前頭部に腫瘍があることを指摘されました。

なるべく早い時期に入院して開頭手術により腫瘍を摘出すること、手術で腫瘍が残ったときにはガンマナイフの放射線治療が必要であることの説明を受けました。

大学病院や別の総合病院の脳神経外科にも受診し、どうしたらよいのか相談しましたが、同じく開頭手術による腫瘍の摘出術を勧められました。そこで、最初に訪れた脳神経外科専門病院からの紹介状を持って家人とともに当院へ来院されました。

[治療経過] MR画像診断（図1）と視野検査、採血によるホルモン検査を実施して治療法についてよく話し合いをしました。視野検査（図3）では右視野半分が欠けていることが判明しました。結局、通院による3日間3分割でサイバーナイフの定位放射線治療を実施しました。

[治療後] 年に2回の外来で経過観察していましたが、治療による不都合は特にみられず、治療から3年を経たときのMR画像（図2）をみても、腫瘍は明らかに縮小したことが確認されました。さらに、視野検査でも視野欠損が回復したことが示されました。

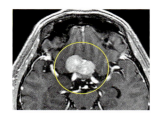
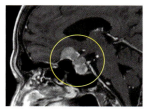

図1
治療前のMR画像。鞍結節部の腫瘍が視交叉部を圧迫している様子が分かる

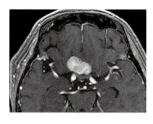
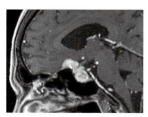

図2
治療から3年後のMR画像。腫瘍の縮小傾向がみられ、視交叉部の圧迫が軽減したことが確認できる

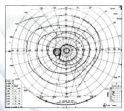
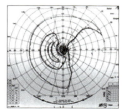
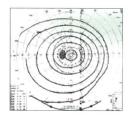
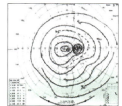

図3
治療前と治療から3年後の視野検査。狭まった視野の回復が確認される

COLUMN 2

治療の難しい頭蓋咽頭腫

（Ⅰ）〜（Ⅻ）の12対の脳神経の中で最初の"第1脳神経"の嗅神経と"第2脳神経"の視神経は脳幹部より上の間脳より出てくる脳神経です。

間脳は視床と視床下部からなり、特に視床下部は自律神経系の中枢です。体温、睡眠、食欲、性機能、内分泌機能、体内の水分調節などを行います。視床下部に障害が生じると、体温調節異常、摂食障害、睡眠障害、電解質異常、精神症状、内分泌異状が現れます。

視神経の周辺には下垂体腫瘍、髄膜腫、頭蓋咽頭腫など多数の腫瘍が出現して症状を出すことから、治療の機会が大変多くなっています。その中で一番治療が難しいと感じるのは、頭蓋咽頭腫かと思われます。

視神経、脳下垂体、視床下部、海綿静脈洞と重要な組織が密集しており、これらの組織を守りつつ下垂体機能低下、視野視力障害を可能な限り避けて治療を遂行することが必要です。手術の治療に加えて、サイバーナイフの少数回による分割定位放射線治療も有効であることを認識して対応することが肝要ではないかと感じています。

以下に治療例をいくつか提示しますので、ご参照ください。

治療例❶　頭蓋咽頭腫　　　　　　　　　70代男性

4年前の夏、腹部症状、倦怠感を訴えて内科を受診。内視鏡検査を受けて異状なく弛緩性の便秘の診断で処方を受け、うつ病の傾向があり精神科を受診するように勧められた。

その後、9月になると視野視力の低下を自覚して眼科を受診し、白内障の診断で手術を受けるも改善なく、その後、両耳側半盲が確認されたことからMRを撮り鞍上部腫瘍が指摘され、12月に脳神経外科へ紹介された。

MR（図1）で鞍上部腫瘍を確認し、ホルモン検査で汎下垂体機能低下を確認して、ホルモン補充量を開始して1月末に経鼻的腫瘍摘出手術を実施。手術は診断確定と無理のない腫瘍体積の減量に留めて、術後、安定した時期の3月にサイバーナイフの治療を実施した。MRで減量された腫瘍を確認して、治療計画図を作成し、治療は8日間8分割で実施。腫瘍体積は2.8ccだった。

その後、下垂体機能低下についてホルモン補充療法を実施しつつ経過観察が行われた。治療から1年後、水頭症に対してシャント手術を要しつつ、3年後のMR（図2）では腫瘍の縮小消退を確認。視機能は温存されているが、間脳下垂体機能の維持と腫瘍の制御の追跡は引き続き行っている。

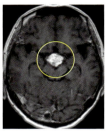 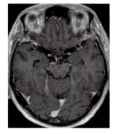 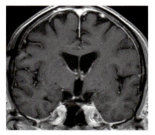

図1 手術前のMR。鞍内より鞍上部に拡がる腫瘍がみられる

図2 サイバーナイフ治療から3年後のMR。腫瘍は縮小消退が確認された

治療例❷　頭蓋咽頭腫　70代女性

　1ヵ月前より視力障害が出現し悪化するため、近くの眼科を受診。眼球やレンズなど眼科的には異常はみられなかったものの、視力低下、両眼の視野障害が明らかなため、受診を勧められて総合病院の脳神経外科を受診した。

　脳神経外科では両耳側半盲（図1）が確認され、採血でのホルモン測定にて、脳下垂体機能に異常はみられなかった。MR検査（図2）でトルコ鞍上部より第三脳室を占める腫瘍がみられ、画像診断で頭蓋咽頭腫と診断された。

　その後、治療前のCT、MR画像を撮影ののち、治療計画図を作成し、5日間5分割でサイバーナイフの定位放射線治療を実施した。

　治療後も尿崩症やホルモン失調も含めて特別な異常な症候は出現せず、外来での経過観察は定期的に行っている。治療から9ヵ月後には、両耳側半盲は自覚的にも改善し（図3）、MR（図4）で著明な腫瘍の縮小が確認された。

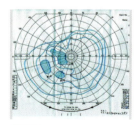 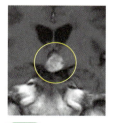 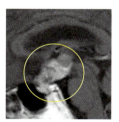

図1 治療前の視野検査。両耳側半盲がみられた

図2 治療前のMR。前後像と側面像、鞍上部より第三脳室へ進展する腫瘍がみられる

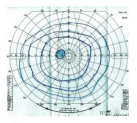
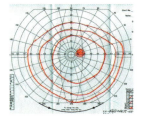

図3 治療から9ヵ月後の視野検査。視野欠損は正常に回復した

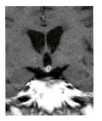
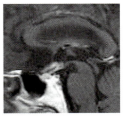

図4 治療から9ヵ月後MR。前後像と側面像、著明な腫瘍の消退縮小がみられる

治療例❸ 頭蓋咽頭腫　　　　40代女性

　5年前、海外で生活をしていた時期に視野狭窄（両耳側半盲）と無月経にて下垂体部の腫瘍が発見され、経鼻的腫瘍摘出術が行われた。腫瘍は部分摘出されて視野は拡がったものの、下垂体機能低下症の後遺症が残った。

　帰国から3年前より当院脳神経外科で経過をみていたが、腫瘍の再増大がみられることからもう一度、経鼻的な腫瘍摘出術を行い、術後、残存腫瘍についてサイバーナイフの治療を実施することにした。

　2年前にMR（図1）、CTで治療計画図を作成して、8日間8分割でサイバーナイフの治療を実施。腫瘍体積は5.7ccだった。治療後は、下垂体機能に対するホルモンの補充療法と合わせてMRでの画像経過観察が行われた。

　治療から3ヵ月で腫瘍の明らかな縮小がみられ（図2）、6ヵ月後には腫瘍はほぼ縮小退縮を示した（図3）。

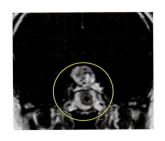
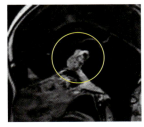

図1 治療前のMR。鞍上部に腫瘍がみられる

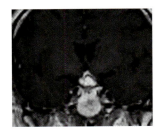
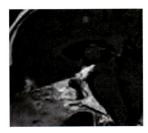

図2 治療から3ヵ月後のMR。腫瘍は明らかな縮小傾向をみせている

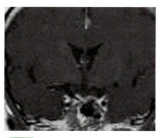
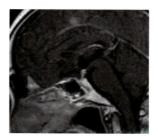

図3 治療から6ヵ月後のMR。腫瘍は縮小を続けてほぼ退縮を示した

治療例❹　頭蓋咽頭腫　50代女性

　約5年おきに頭蓋咽頭腫の診断についてそれぞれの病院で、開頭手術が計3回行われた。

　治療を済ませて経過をみていると腫瘍が再増大し、視神経など重要な器官に腫瘍の影響が及ぶことを防ぐために手術が行われてきた。

　下垂体機能低下症については、ホルモン補充治療を継続して実施。4年前、再発腫瘍について手術に代えてサイバーナイフの治療を行うべく来院された。CT、MR（図1）で治療計画図作成の後、5日間5分割で治療を実施した。治療から1年後までに腫瘍の縮小が少しずつみられ、4年後のMR（図2）では腫瘍はほぼ縮小退縮を示している。

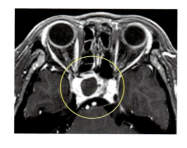
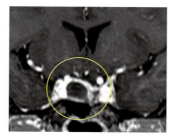

図1 治療前のMR。トルコ鞍上に比較的大きな腫瘍がみられる

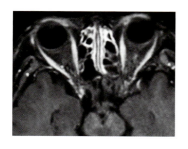
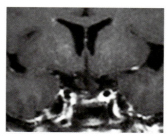

図2 治療から4年後のMR。治療後1年で次第に腫瘍の縮小退縮が始まり、4年後にはほぼ腫瘍は縮小退縮を示している

治療例❺　頭蓋咽頭腫　　　　　　　　　　　　40代女性

9年前に、しばらく前から気になっていた頭痛と視野、視力障害について、大学病院の脳神経外科を受診。月経不順もその6ヵ月前から気にしていた。尿崩症はみられず、MR検査、採血ホルモン検査などを行ったところ、脳腫瘍であることを指摘された。

画像より腫瘍は間脳下垂体の部位にできる頭蓋咽頭腫であろうということ、開頭手術をして安全に視神経やホルモン中枢の下垂体周辺構造を守りながら可能な限り腫瘍を摘出し、その後は残った腫瘍に対してガンマナイフの放射線治療をするという治療方針が勧められた。開頭手術がどうしても怖いということから、知人などに相談し、家人に伴われてこの腫瘍の治療について紹介状を持って相談のため来院された。

治療方針についてよく話し合いをし、結局、手術に代えてサイバーナイフ治療を実施。まず、CT、MR（図1）による画像検査を済ませた後、治療計画図を作成して外来通院により5日間5分割でサイバーナイフの定位放射線治療を実施した。

治療後は、6ヵ月ごとに年2回、外来通院により経過観察を継続中。治療後の副作用は特別みられず、腫瘍は次第に縮小（図2）。視力・視野はほぼ正常に回復し、月経も正常に復した。ホルモン値も採血検査で異常はみられず、ホルモン補充療法は不要で尿崩症も出現せず、現在まで治療前と変わらない生活を続けている。

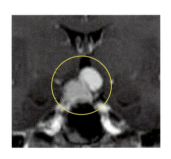
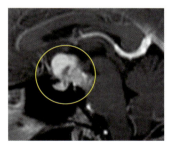

図1
治療前のMR。正面像と側面像。鞍上部から第三脳室に大きなのう胞性の腫瘍がみられる

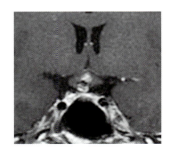
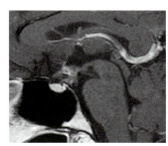

図2
治療から2年3ヵ月後のMR。正面像と側面像。腫瘍は次第に縮小退縮傾向を示した

COLUMN 3

視神経を守りつつ眼窩内腫瘍を治療する

　サイバーナイフを用いた眼窩内腫瘍については、治療を実施する機会が少なくありません。悪性腫瘍についても良性腫瘍についても同様に、視神経の機能を守りつつ正確に少数回によって分割照射した治療を行っています。ほとんどの例では、通院による治療で対応しています。

　かつては外科的切除のみの治療の選択肢しかなく、美容的に問題を残す例も少なくなかったのですが、サイバーナイフの治療の経験が蓄積されるに従い、大事な視力・視野や眼球の動く機能を温存しつつ腫瘍の治療を実施する手段・手法が確立してきました。

　以下に、治療した例をいくつか提示します。なお、眼窩内の海綿状血管腫については、別の海綿状血管腫のコラムに示しました。

治療例❶　眼窩内の三叉神経鞘腫　　50代女性

　数年前から左の眼球が少し突出していることに気がついていたが放置していた。痛みはなく視力や視野も異常はなかったが、次第に眼球突出が進んでくるので、眼科と脳神経外科を受診したところ、左眼窩内腫瘍を指摘された。そこで治療についての相談で来院された。

　治療前のCT、MR（図1）による画像検査を済ませたのち、画像診断により眼窩内三叉神経鞘腫と確定。治療は外来通院による5日間5分割で、周辺構造を保護しつつサイバーナイフの治療を行った。1年2ヵ月後には眼球突出は改善し、MR画像では腫瘍が著明に縮小したことが確認された（図2）。視野・視力には異常はみられていない。

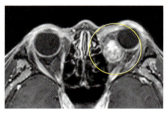
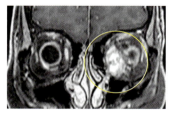

図1
治療前のMR。左眼窩内側に腫瘍がみられ、左眼球突出が確認される

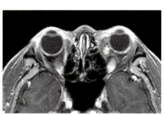
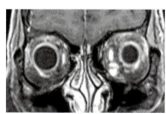

図2
治療から1年2ヵ月後のMR。腫瘍は縮小傾向をみせた

治療例❷ 眼窩内リンパ腫（MALTリンパ腫） 60代男性

　以前より呼吸器内科や耳鼻咽喉科でアレルギー性の症状について治療を受けていた。13年前より両眼瞼の腫脹が始まり、頸部のリンパ節腫大などを伴った。近くの医院（眼科）を受診後、紹介されて大学病院（眼科）の血液内科を受診し、薬物の治療を継続。9年前に両眼の腫瘍を手術で摘出してMALTリンパ腫と診断された。

　化学療法の後、もう一つの大学病院（放射線科）を紹介され放射線治療も実施。しかし、眼窩の腫脹や結膜浮腫は改善せず、これ以上は治療法がないと告げられたことから、8年前に今後の治療相談のため来院された。結論として、サイバーナイフ治療をすることになり、治療前のCT、MR（図1）画像検査を済ませたのち、治療計画図を作成。治療は外来通院による5日間5分割で行った。

　その後、この治療による副作用はみられず、眼窩の突出、腫脹は2ヵ月ほどで消褪。それから年に1回、定期的な外来通院で観察しているが、治療から2年後のMRでは腫瘍は消褪しているのが確認できた（図2）。

　8年後の現在も腫瘍は消退し、再発にはいたっていない模様。

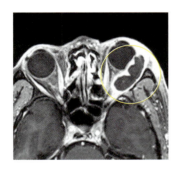
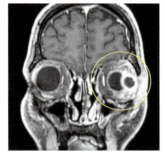

図1
治療前のMR。左眼窩内外側に腫瘍がみられる

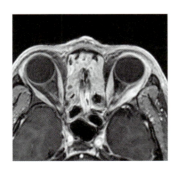
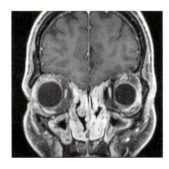

図2
治療から2年後のMR。左眼窩内にみられた腫瘍は消退した

治療例❸　視神経鞘髄膜腫　　70代女性

　数年前より右眼のみえにくさと眼球突出があり、眼科通院を繰り返していた。眼科では白内障を指摘されて白内障のレンズ摘出手術を受けたが、みえにくさと眼球突出の自覚症状に変化はなく、解決しなかった。

　しばらく経過をみていたが、MR検査で眼窩内腫瘍を指摘されたことから、脳神経外科を経由して治療の相談のため来院された

た。サイバーナイフ治療を実施することに決まり、治療前のCT、MR（図1）画像検査を済ませて、外来通院により3日間3分割で治療を実施。

　その後は経過観察となり、治療から2年8ヵ月後のMR（図2）では腫瘍は著しく縮小し、眼球突出と自覚的なみえにくさはともに消失したことが確認された。

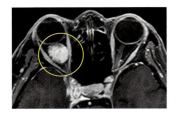
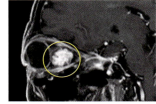

図1
治療前のMR。右眼窩内に視神経を圧迫する腫瘍がみられる

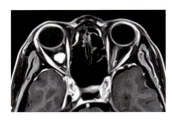
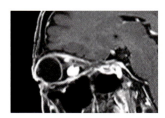

図2
治療から2年8ヵ月後のMR。眼窩内腫瘍は縮小傾向を示した

治療例❹　眼窩内悪性リンパ腫　　90代女性

　当院へ来院される約1ヵ月前頃より、お孫さんが目の異常を指摘していた。その後、次第に左瞼が下がり、左眼が突出してくるのが明らかとなってきた。軽い眼痛も感じるようになり、視力も低下してきたため家人と共に脳神経外科を受診。眼窩の腫瘍を疑われ、MR検査を行ったところ、眼窩内を占拠する腫瘍が確認された（図1）。

　さらに腫瘍の種類についての確定診断の

ため入院し、PETCT（図2）と眼窩内腫瘍の局所麻酔での生検を行った。PETCTでは左眼窩内悪性腫瘍を認めるも、その他の全身に異常は認められなかった。

　生検した組織の免疫検査で悪性リンパ腫（バーキット型）と診断が確定したことから、紹介されて治療のため本人と家人に面談し、眼窩上部を占拠する悪性リンパ腫について、サイバーナイフ定位放射線治療を

行う手順などを説明した。
　治療計画図作成のためのCT画像を撮り、治療計画図を作成したのち、治療は5日間5分割で実施した。治療後ほどなくして退院し、1ヵ月後の外来では左眼球突出と左瞼の下垂はほぼ改善し、視力が0.3と罹患前にまで改善。4ヵ月後のPETCT（図3）で腫瘍の消失は確認され、1年後のMR検査（図4）でも眼窩内の腫瘍は消退していることが確認された。

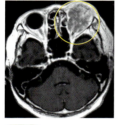
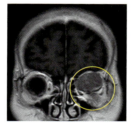

図1　治療前のMR。左眼球を占拠する腫瘍を認める

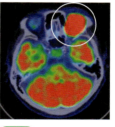
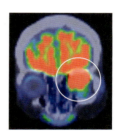

図2　治療前のPETCT。左眼窩を占拠する悪性の腫瘍を認める

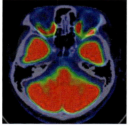
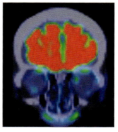

図3　治療から4ヵ月後のPETCT。眼窩内の悪性腫瘍は消退を示した

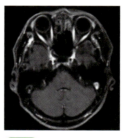
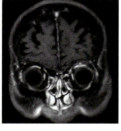

図4　治療から1年後のMR。左眼窩腫瘍は消退していることが確認された

治療例❺　肺扁平上皮がんの頭蓋底転移、眼窩内への浸潤　70代女性

　しばらく前より左瞼が次第に落ちてきて開眼がしにくくなってきたこと、頭痛がすることを訴えて大学病院の脳神経外科を受診。脳神経外科と眼科で診察が行われMR（図1）により左前頭部の眼窩上に腫瘍の主体があり、眼窩と副鼻腔に浸潤を示す腫瘍が存在することが確認された。治療方法を検討した結果、サイバーナイフ治療はどうかとなり、紹介状をもって来院された。

　CT、MRの画像検査を済ませたのち、治療計画図を作成し、治療は入院により6日間6分割で実施。腫瘍体積は25.8ccだった。
　治療後は原発の肺扁平上皮がんの治療のため紹介先の大学病院へ戻った。治療から9ヵ月後の追跡MR（図2）では腫瘍は消退したことを確認。また、左の眼瞼下垂は改善していることも確認された。

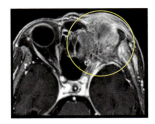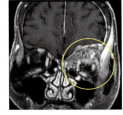

図1
治療前のMR。左前頭部の腫瘍が眼窩、副鼻腔に浸潤をみせている

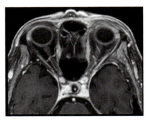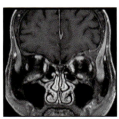

図2
治療から9ヵ月後のMR。腫瘍は消退したことが確認された

3 動眼神経・滑車神経・三叉神経・外転神経にかかる治療

〈動眼・滑車・三叉・外転神経とは〉

眼球を動かすには、いくつもの神経が司っています。

第3脳神経の動眼神経は、眼球を動かす運動神経と、瞳孔運動に影響をする副交感神経があります。運動神経の細胞体は中脳上丘あたりにあり、そこから脳底を抜け、左右に分かれます。4種類の外眼筋（上直筋、下直筋、内側直筋、下斜筋）と上眼瞼挙筋を支配している神経で、眼球の上下を動かすときに必要です。

第4脳神経の滑車神経は、上斜筋を支配しています。脳の背側すなわち後側から出ている唯一の神経で、視神経同様、左右に交差しています。滑車神経は、眼球を回す機能を有します。

第6脳神経の外転神経は、脳幹部の橋から眼球に伸びています。眼球を回す外側直筋と呼ばれる筋肉があり、これは眼球を外側に向ける筋肉になり、外転神経はこの筋肉につながっています。

頭頸部のなかでもっとも大きな脳神経である第5脳神経の三叉神経は、眼神経、上顎神経、下顎神経の3つに分岐することから、"三叉"という呼び名がついています。運動神経のほか、感覚神経に分かれます。三叉神経痛とは、三叉神経に異常を来したときに発症する病気ですが、一般的には外科的手術などで対応します。

これらが直接眼球を動かすのではなく、眼球にある筋肉に神経がつながり、大脳から情報を伝達します。

● **動眼神経の走行回路（左眼窩の場合）**

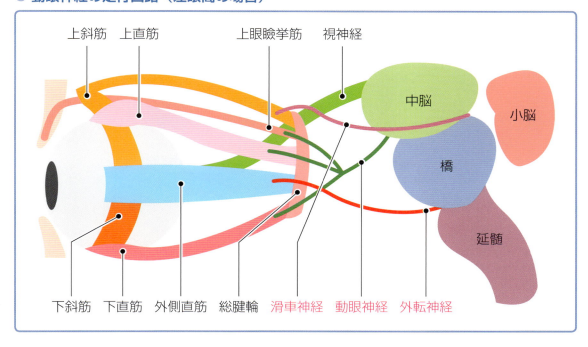

● 三叉神経の走行と支配領域

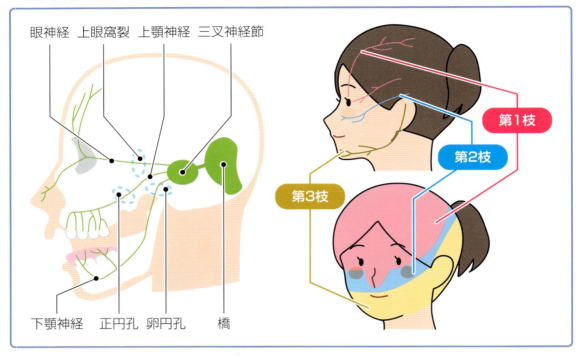

● 外転神経と右眼外転神経麻痺の例

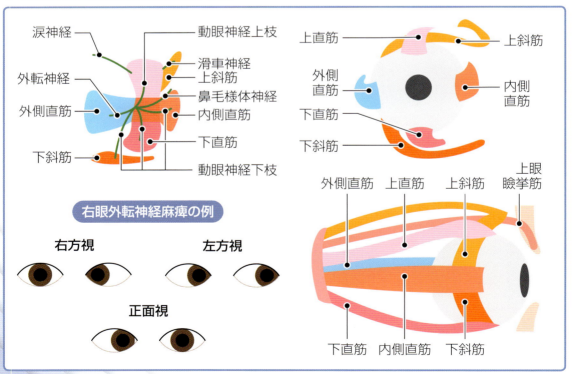

1 （左）三叉神経鞘腫　　　　　　　　　　　　40代女性

[症状] 9年前に顔面のしびれと物が二重にみえる複視の症状を自覚して、近くの大学病院を受診しました。左海綿静脈洞部に大きな腫瘍があり、三叉神経による顔面知覚障害と左外転神経麻痺がみられ、手術治療が必要であることを告げられました。

脳神経外科病院を受診し、その年の暮れに手術治療が実施されました。術後は顔面の知覚障害、しびれが増悪し複視も改善しないことから、手術から1年後、サイバーナイフの治療を勧められて来院されました。

[治療経過] CT、MR（図1）を撮り、治療計画図（図3）を作成して、治療は5日間5分割で実施しました。腫瘍体積は6.3ccでした。

[治療後] その後は経過観察が続けられ、左外転神経麻痺による複視は3年後には明らかに改善を示しました。

治療から8年後のMR（図2）で腫瘍は増大なく制御されており、複視、顔面の知覚障害、しびれも改善を示していることが確認されました。

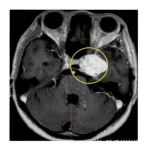
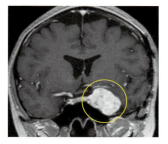

図1　手術から1年後のMR（サイバーナイフ治療時）。左海綿静脈洞部に大きな三叉神経鞘腫がみられる

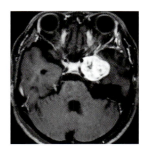
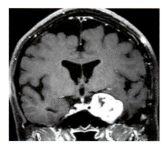

図2　治療から8年後のMR。腫瘍は増大なく制御されていることが確認された

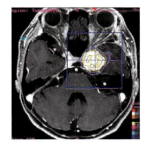
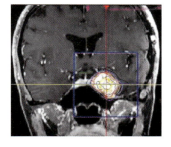

図3　MR治療計画図。赤い線で囲まれている部分が腫瘍を示す

2 （右）三叉神経鞘腫 ……………………………………… 50代男性

[症状] 3年前より自動車の運転などで後方をみるときなど、物が二重にみえることを自覚しはじめて大学病院や総合病院などを受診し、右外転神経麻痺と三叉神経鞘腫を指摘されました。

3つ目に受診した総合病院脳神経外科で、手術治療かあるいはサイバーナイフの治療を勧められ、13年前にサイバーナイフの治療のため来院されました。

[治療経過] CT、MR（図1）を撮り、治療計画図（図4）を作成して、治療は3日間3分割で実施しました。腫瘍体積は6.7ccでした。

[治療後] 元の脳神経外科に戻り経過観察が続けられました。9ヵ月後のMR（図2）で腫瘍が、のう胞性の変化を示したこと、13年後のMR（図3）でも腫瘍は縮小傾向をみせながら制御されていること、右外転神経麻痺は改善して複視はみられないことの連絡がありました。

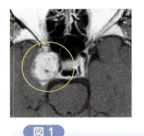
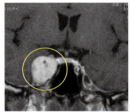

図1
治療前のMR。右海綿静脈洞部に三叉神経鞘腫がみられる

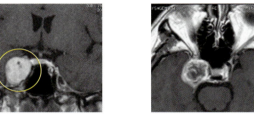
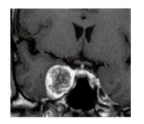

図2
治療から9ヵ月後のMR。腫瘍は少しのう胞性に変化を示した

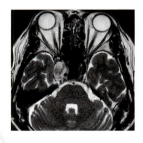
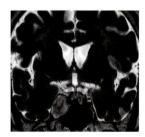

図3
治療から13年後のMR。腫瘍はやや縮小傾向を示した

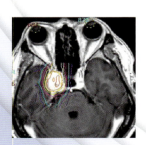
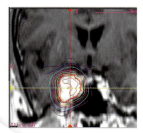

図4
MR治療計画図。赤い線で囲まれている部分が腫瘍を示す

3 (右) 三叉神経鞘腫　　　　70代男性

[症状] 3年前にめまいを自覚して耳鼻咽喉科を受診しました。MR検査をしたところ、大きな右海綿静脈洞部に腫瘍があることが分かり、同院の脳神経外科に移り、右外転神経麻痺があることを指摘され経過観察を勧められました。経過観察で腫瘍の増大がみられることから、サイバーナイフの治療を勧められ1.3年前に来院されました。

[治療経過] CT、MR（図1）を撮り、治療計画図を作成して、治療は3日間3分割で実施しました。腫瘍体積は10.8ccでした。

[治療後] その後はMRによる経過観察を続け、1年2ヵ月後（図2）にはのう胞性変化をみせ、治療から4年3ヵ月後（図3）には腫瘍は縮小傾向を示しました。さらに、右外転神経麻痺による複視も軽快をみせました。

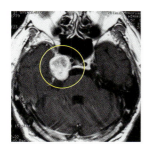
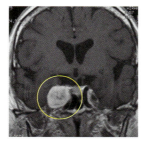

図1
治療前のMR。右海綿静脈洞部に大きな三叉神経鞘腫がみられる

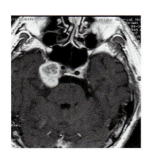
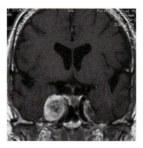

図2
治療から1年2ヵ月後のMR。腫瘍は少しのう胞性の変化みせた

治療前　　　1年2ヵ月後　　　2年5ヵ月後　　　4年3ヵ月後

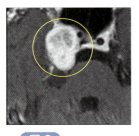
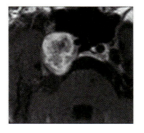
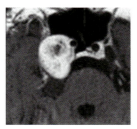
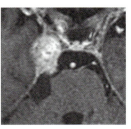

図3
治療後の時間経過とMRの腫瘍。治療から4年3ヵ月後には腫瘍は縮小傾向を示した

4 髄膜腫（左海綿静脈洞部） ……………………………………… 50代女性

[症状] 4年前の12月末より左瞼が重い感じを自覚しました。その後、翌年の2月には物が二重にみえるようになり、大学病院の脳神経外科を受診しました。脳神経外科でMRを撮ったところ、左海綿静脈洞部に髄膜腫の存在を指摘されたことから、治療のため紹介されて来院されました。

[治療経過] 左眼瞼下垂、左外転神経麻痺による複視、さらに左三叉神経1～2枝のしびれの訴えを確認しました。CT、MR（図1）でサイバーナイフの治療計画図（図3）を作成し、治療は5日間5分割で実施しました。腫瘍体積は5.1ccでした。

[治療後] 経過観察で、眼瞼下垂や眼球の動きはほどなく改善をみせはじめ、翌年には消失しました。顔面のしびれは内服を要しつつ増悪と改善をみましたが、治療から2年を超えてから軽快傾向が明らかになってきました。3年後のMR（図2）では腫瘍の縮小傾向が確認されました。

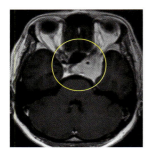
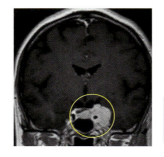

図1
治療前のMR。左海綿静脈洞部の髄膜腫がみられる

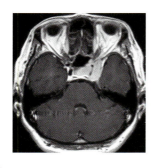
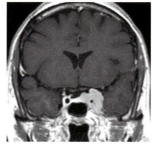

図2
治療から3年後のMR。腫瘍は増大なく縮小傾向がみられる

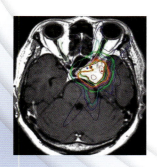
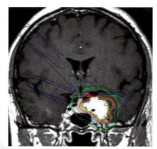

図3
MR治療計画図。赤い線で囲まれた部分が左海綿静脈洞部の髄膜腫を示す

5 海綿状血管腫（海綿静脈洞部）　　　　　　　　　　　30代女性

[症状] 9年前の年末、左顔面のしびれと物が二重にみえる症状が出現し、次第に増悪するため仕事を続けることが困難となり、近くの総合病院の脳神経外科を受診しました。そこで、左外転神経麻痺と左三叉神経障害を指摘され、MRで左海綿静脈洞部に大きな腫瘍が存在することを指摘されました。

　治療は手術だが大変困難な手術であることを告げられました。8年前の3月、脳神経外科の診療情報を持って治療の相談に当院へ来院されました。

[治療経過] 画像診断上で海綿状血管腫と診断確定し、治療前のCT、MR（図1）の画像検査を済ませ、5日間5分割のサイバーナイフ治療を実行しました。

[治療後] 左外転神経麻痺と左三叉神経障害は少しずつ改善し、10ヵ月を過ぎてほぼ消失しました。元通りの仕事に復帰し、1年6ヵ月後のMRで腫瘍はほぼ完全に消失していることが確認されました（図2）。その後は何ら不都合なく、現在まで元気に日常生活を過ごしています。

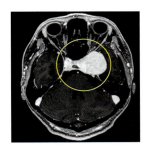
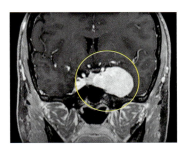

図1
治療前のMR。左海綿静脈洞部に大きな腫瘍がみられる。条件を変えたMR撮影も加えて画像上、海綿状血管腫と診断した

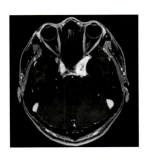
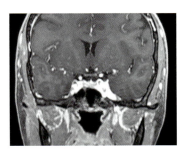

図2
治療から1年6ヵ月後のMR。左海綿静脈洞部の腫瘍は縮小消退を示す

6 髄膜腫（海綿静脈洞部） 40代女性

[症状] 5年前に視力視野障害を訴えて脳神経外科を受診し、MRにて左海綿静脈洞部髄膜腫と診断（図1）があり、開頭手術が実施されました。術後の組織検査で髄膜腫は〈GradeⅡ〉の異形髄膜腫（図2）との診断が確定しました。

術後は左眼瞼下垂が残存し、下垂体機能低下についてホルモンの内服補充が行われていました。術後2年目に、紹介によりサイバーナイフ治療のため来院されました。

[治療経過] MRによる治療計画図（図4）を作成し、6日間6分割で治療を実施しました。腫瘍体積は11.6ccでした。

[治療後] 3年後の追跡MR（図3）では腫瘍の増大はみられず、むしろ縮小傾向がみられました。

ホルモン補充治療も続けられ、眼瞼下垂の改善はみられていません。

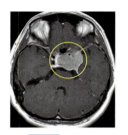
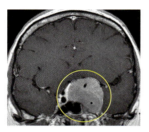

図1
5年前のMR（視力視野障害による受診時）

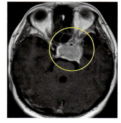
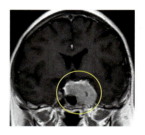

図2
サイバーナイフ治療前のMR（手術から2年後）。左海綿静脈洞部に髄膜腫がみられる

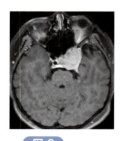
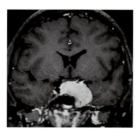

図3
治療から3年後のMR。腫瘍増大はみられず縮小傾向がみられる

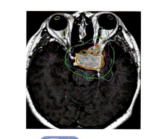
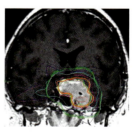

図4
MR治療計画図。赤い線で囲まれた部分が海綿静脈洞部髄膜腫を示す

7 髄膜腫（錐体斜台部） 50代男性

[症状] 9年前に右顔面が千枚通しでぐりぐりと繰り返し刺されるような激しい痛みが起こりはじめ、耐え難くて大学病院を受診しました。三叉神経痛と診断され、脳神経外科でMRを撮ったところ右錐体斜台部に髄膜腫がみられ、これが原因と告げられました。

治療は手術が実施され、術後、顔面の痛み、三叉神経痛は軽快しましたが、右顔面のしびれ、右聴力廃絶、右顔面神経麻痺が出現し、フラフラする小脳失調を来しました。手術から2年後、残存する腫瘍について治療のため来院されました。

[治療経過] 術後の症候は続いていました。CT、MR（図1）を撮り、治療計画図（図3）を作成して、治療は5日間5分割で実施しました。

[治療後] その後、経過観察が行われ、6年後のMRで腫瘍は増大なく縮小傾向をみせており（図2）、顔面麻痺は回復し、失調も軽快傾向をみせました。

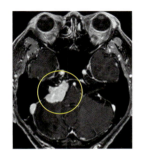
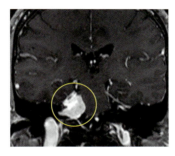

図1
治療前のMR

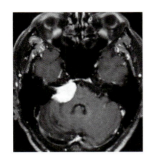
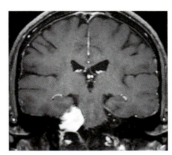

図2
治療から6年後のMR。腫瘍は制御されて縮小傾向をみせている

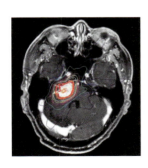

図3
MR治療計画図。赤い線で囲まれた部分が髄膜腫を示す

COLUMN 4

腫瘍や動静脈奇形も引き起こす三叉神経痛

　三叉神経痛の診断は本人の訴えをよく聴取することにより、問診だけでほとんどの例で正確に診断することができます。その特徴をあげてみます。

①痛みは、顔の右か左かどちらか一方に起こる

②鋭い、電気の走るような、カミナリが落ちたような短い（数秒）激しい痛み（電撃痛）が発作的に繰り返し起こる

③風があたる、あるいは顔の一部に触れると痛みが誘発される

④鼻や唇のまわりなどに触れると痛みが誘発される場所がある

⑤洗顔、歯磨き、髭剃り、化粧、食事、会話で誘発されるので、これらの動作を避けるようになる

⑥歯科で抜歯したが痛みが全く変わらない

⑦痛みはいつもあるわけではなく、痛みが全く出ない時期がある。しかし再び出てくる

⑧テグレトール（カルバマゼピン）が著効を示す

などです。

　三叉神経痛は、1930年代にボルチモアで活躍した手術の名手、Walter E Dandyが肉眼で初めて確認、記載した三叉神経根の根元の正常な血管の三叉神経根部への圧迫を、1968年に顕微鏡を用いてピッツバーグのPeter Jannettaが初めてこの血管を移動する神経血管減圧手術を実施したことにより、神経血管減圧術が確立される道筋が始まり、神経血管圧迫の概念が確立されました。

　著者の一人、福島孝徳先生の1980年よりの精力的で華麗な鍵穴手術での多数の治療例の報告も、この治療法の確立の一翼を担うことになりました。多くの治療経験より大部分の三叉神経痛の例では、三叉神経の根元に正常な脳血管が動脈硬化を来して曲がり圧迫するように触れることが原因となっていることが分かっていますが、ときに以下の例のように、腫瘍や動静脈奇形が三叉神経根部に存在して圧迫を来し、痛みが起こる場合があることもよく知られています。

治療例❶　三叉神経痛を呈する髄膜腫　　　　　　　60代女性

　5年前の8月、右顔面の下半分に鋭い痛みを自覚するようになった。痛みは電気が走るようにピリピリと鋭く、短く、繰り返して出現した。一般的な鎮痛薬では全く効果がなく、近くの総合病院の口腔外科を受診。いわゆる三叉神経痛であろうとのことで特効薬が処方された。この内服薬は有効性を示し、痛みはほどなく比較的制御できるようになった。

　口腔外科より同院の脳神経外科を紹介さ

れて頭蓋内の検査としてMR検査（図1）を受け、大きな腫瘍が顔面の痛みの原因であろうことが判明した。ふらつきの症候も以前から存在していたようだ。

脳神経外科では、手術だけによる治療は極めて困難で、血管内塞栓術、手術後のガンマナイフなどの協力を考えつつ経過観察をし、今後の治療を慎重に考えていく方針が示された。

その後、家人や知人に伴われて治療の相談に当院へ来院。よく話し合いをし、結局、錐体斜台海綿静脈洞部のこの大きな髄膜腫に対して、通院により8日間8分割のサイバーナイフ定位放射線治療を実施した。治療から6ヵ月後には三叉神経痛は消失状態を示し、以後、内服薬は不要になった。

治療から2年4ヵ月後のMR（図2）で腫瘍は明らかな縮小傾向をみせ、顔面痛はみられていない。引き続き年1回の経過観察を予定している。

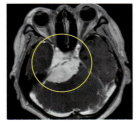
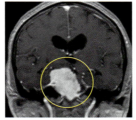

図1　治療前のMR。右錐体斜台海綿静脈洞部に髄膜腫がみられる

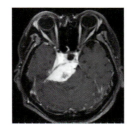
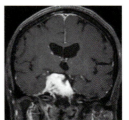

図2　治療から2年4ヵ月後のMR。腫瘍は明らかに縮小傾向を示している

治療例❷　三叉神経痛を示す三叉神経鞘腫　80代男性

1年以上前から左顔面に電撃のような鋭い神経痛が時々みられるようになった。歯痛とも考えられたので歯科医院を受診し抜歯を2回繰り返したが痛みは止まらず。1年前に近くの脳神経外科を受診し、三叉神経痛ではないかと診断されて内服薬を処方されたがうまく制御できなかった。

脳神経外科医の知人に紹介されてサイバーナイフの治療のために来院された。CT、MR（図1）による画像検査を済ませたのち、治療計画図を作成し、短期の入院により5日間5分割でサイバーナイフの治療を実施した。

治療後、自宅近くの脳神経外科とともに内服薬を継続しつつ経過を経過観察したが、治療から8ヵ月（図2）を過ぎて疼痛はほぼ消退し、内服薬も減量した。36ヵ月後のMR（図3）では、腫瘍は著明に縮小し、内服薬をさらに減じたが、三叉神経痛は消失していた。左眼の角膜の知覚低下のためか、角膜が乾燥する感じがあることから頻繁に点眼をしている。

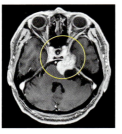
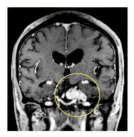
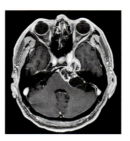
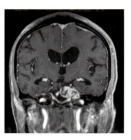

図1 治療時のMR。左三叉神経根部に三叉神経鞘腫を認める

図2 治療から8ヵ月後のMR。腫瘍がのう胞性の変化を示している

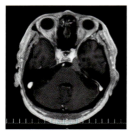
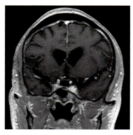

図3 治療から36ヵ月後のMR。腫瘍は著明に縮小を示した

治療例❸　三叉神経痛を示す聴神経鞘腫　　50代女性

　13年前の12月、右顔面、頬に激しい、短い、鋭い痛みの発作が出現し、その後、頻繁にこれらの症状が出現するようになったことから近くの歯科医院や脳神経外科を受診したところ、三叉神経痛であろうことを指摘された。

　翌年1月、三叉神経痛の治療で有名な総合病院の脳神経外科を受診。MRで三叉神経痛の起こる右側の小脳橋角部に、三叉神経を前内側に強く圧迫する腫瘍がみられること、右聴神経腫瘍が原因であることを告げられた。治療法として手術、あるいはサイバーナイフが提示されたので、翌2月サイバーナイフの治療を求めて家人と来院した。右耳はすでに有効な聴力を有していなかった。

　治療は3日間3分割で実施。その後、紹介元の脳神経外科で経過観察が続けられた。三叉神経痛は内服薬の服用を規則正しく続けたが、次第に腫瘍が縮小し、治療から3年後頃より減量が始まり、現在まで痛みは制御された状態が維持されている。

　治療前（図1）、1年後（図2）、3年後（図3）、6年後（図4）のMR画像を時間の経過とともにみると、腫瘍がゆっくりと確実に縮小していることが分かる。

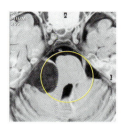
図1 治療前のMR

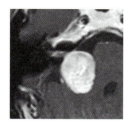
図2 治療から1年後のMR

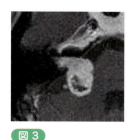
図3 治療から3年後のMR

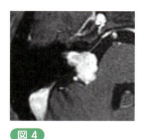
図4 治療から6年後のMR

治療例❹　三叉神経痛を示す脳動静脈奇形　50代男性

　18年前、物を嚙んだときに右の小鼻にピリピリと電撃痛が走るため近くの大学病院の脳神経外科を受診し、MR検査で右小脳に大きな脳動静脈奇形が存在することを指摘された。その後4～5年は同大学で定期的に追跡がされ、右の小鼻の三叉神経痛について内服薬を処方されていた時期もあったが、仕事が忙しくなり三叉神経痛もみられなくなったことから通院をやめた。

　4年前の夏、再び同様の痛みが出て近医を受診後、当院の脳神経外科を受診した。その後、右小脳の動静脈奇形の自然経過や根本的な治療について相談を勧められ、サイバーナイフの治療部門に来院。CT、MR（図1）による治療計画図の作成後、通院により4日間4分割でサイバーナイフの治療を遂行した。

　治療後は6ヵ月ごとに外来でMR画像の追跡が行われたが、1年6ヵ月後のMR（図2）では動静脈奇形は次第に縮小消失傾向を示している。現在では三叉神経痛は消失し、内服薬も服用していない。

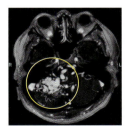
図1 治療前のMR。右小脳橋角部に大きな脳動静脈奇形がみられる

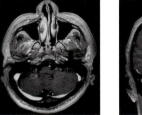
図2 治療から1年6ヵ月後のMR。脳動静脈奇形は著明に縮小傾向を示す

COLUMN 5

海綿状血管腫の治療にはサイバーナイフが有効

"海綿状血管腫"は、脳内に発生する血管奇形の一種で脳出血の原因になるもの（intracerebral cavernous angiomas）と、今回取り上げる海綿静脈洞や眼窩内に発生する組織学的に良性の血管成分よりなる腫瘍（cavernous hemangiomas）との区別が長い間混乱を来してきました。これにより、その治療法は双方ともに手術による摘出が優先されるべきという方針がとり続けられてきました。

海綿静脈洞内の海綿状血管腫（cavernous sinus cavernous hemangioma）は、安易に手術で摘出しようとすれば、大量の出血に見舞われ、手術の遂行に困難を来すことはよく知られています。診断においては、最近では、MRの画像診断だけでも海綿状血管腫の診断が可能になりました。

今回紹介する眼窩内の海綿状血管腫や、脳神経や頸動脈が入り組んで通過する海綿静脈洞部の海綿状血管腫の治療には、負担の少ないサイバーナイフの治療が有効であろうと考えています。

以下に、代表的な治療例をいくつか提示します。

治療例❶　海綿状血管腫（海綿静脈洞部）　30代女性

8年前の年末、左顔面のしびれと物が二重にみえる症状が出現し、次第に増悪するため仕事を続けることが困難となり、近くの総合病院の脳神経外科を受診した。左外転神経麻痺と左三叉神経障害を指摘され、MRで左海綿静脈洞部に大きな腫瘍が存在することを指摘された。治療は手術だが大変困難な手術であることを告げられた。

脳神経外科の診療情報を持って、治療の相談に当院へ来院。治療は手術に代えて、CT、MR（図1）の画像検査を済ませて治療計画図を作成し、5日間5分割のサイバーナイフ治療を実施。腫瘍体積は19.8ccだった。治療後、左外転神経麻痺と左三叉神経障害は少しずつ改善を示し、10ヵ月を過ぎてほぼ消失した。元通りの仕事に復帰し、1年6ヵ月後のMR（図2）で腫瘍はほぼ縮小消退していることが確認された。その後は、元気に就業を続け、結婚、出産という慶事にも恵まれた。

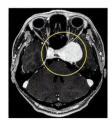
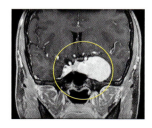

図1
治療前のMR。左海綿静脈洞部に大きな腫瘍がみられる

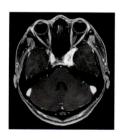
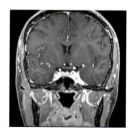

図2 治療から1年6ヵ月後のMR。左海綿静脈洞部の大きな腫瘍は縮小消退を示した

治療例❷ 眼窩内の海綿状血管腫（眼球突出と外眼筋不全麻痺） 50代女性

17年前に地元の大学病院で左眼窩の手術を受けて血管腫と診断された。6年前の1月、テレビをみていて焦点が合わないことに気づき、近くの眼科を受診。眼球が突出していることと眼窩内腫瘍を指摘された。9月、近くの総合病院脳神経外科で腫瘍を一部摘出、海綿状血管腫と診断され、その後、サイバーナイフの治療を勧められて11月に来院した。

視野、視力は異常なく、左の眼球突出と外眼筋の不全麻痺を認めた。MR（図1）で治療計画図の作成後、6日間6分割で治療を実施。腫瘍体積は11.9ccだった。治療から1年後には腫瘍の縮小に伴い、眼球突出と外眼筋麻痺はほぼ解消された。

4年後のMR（図2）ではさらに腫瘍の縮小が明らかで、視力、視野も異常なく、目の症状は何ら認められなかった。

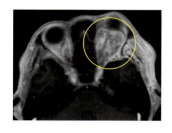
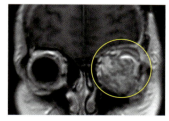

図1 治療前のMR。左眼窩内腫瘍（海綿状血管腫）がみられる

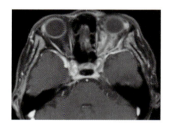
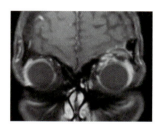

図2 治療から4年後のMR。腫瘍は著しく縮小退縮を示した

治療例❸　眼窩内の海綿状血管腫　　50代男性

　12年前頃より右視力低下が明らかに進行してみえにくくなり、何度も眼鏡を変えるが、すぐに合わなくなっていた。8年前に視力低下について大学病院の眼科を受診。MRで眼窩内に腫瘍があることが判明したが、手術治療は困難であり、経過観察となっていた。

　5年前に当院でこの眼窩内腫瘍のサイバーナイフ治療が可能かどうか診察のため来院。MR（図1）でいくつかの撮影法を変えて画像検査を済ませ、腫瘍が海綿状血管腫であるとの画像による確定診断を得た。治療計画図を作成し、治療は5日間5分割で実施。腫瘍体積は2.6ccだった。

　治療から2年を経たMR（図2）では腫瘍の縮小が確認され、眼球突出も改善された。また視力も、自覚的に改善が明らかになった。

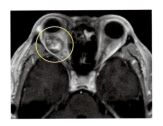
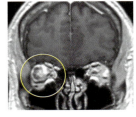

図1　治療前のMR。右眼窩外側に腫瘍が視神経を内側に圧迫して存在し、眼窩内海綿状血管腫と診断された。右の眼球突出がみられる

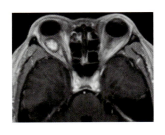
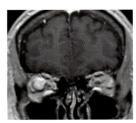

図2　治療から2年後のMR。腫瘍は縮小傾向をみせ、右の眼球突出は改善をみせた

治療例❹　海綿静脈洞部の海綿状血管腫　　50代女性

　7年前に人間ドックを受診し、突然に大きな脳腫瘍があることを指摘された。治療について近くの大学病院を受診し、手術摘出を提示されたが、特に自覚的な症候もないことから、迷い、家人とよく相談して結局、サイバーナイフの治療について相談のため来院。

　いくつかの条件で撮影したMR画像（図1）より、診断は海綿静脈洞部の海綿状血管腫と考えられ、手術ではなくサイバーナイフの治療を行うことになった。治療計画図を作成し、治療は5日間5分割で実施。腫瘍体積は7.8ccだった。

　その後、年に1～2回MR画像による追

跡を行ったが、治療から1年6ヵ月後の時点で腫瘍はほぼ縮小退縮し（図2）、現在まで変化をみせていない。治療前より現在まで何ら症候は認められない。

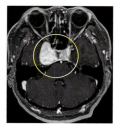 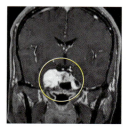 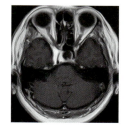 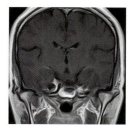

図1　治療前のMR。右海綿静脈洞部に海綿状血管腫を認める

図2　治療から1年6ヵ月後のMR。腫瘍は著しく縮小退縮を示した

治療例❺　海綿静脈洞部の海綿状血管腫　　40代男性

　6年前の1月、左顎に違和感を覚え、2月には次第に左顔面の違和感により喋り難くなった。大学病院の神経内科を受診して三叉神経障害に対してステロイド内服が始まり、症状は徐々に軽快を示し、10月には内服が中止された。

　間もなく症状は再燃して、今度は右眼奥の痛みと複視が出てきた。MRで腫瘍がみられたため脳神経外科を紹介。12月、脳神経外科で腫瘍摘出術が実施されたが、出血が多く生検だけに終わり、病理診断は得られなかった。さらに腫瘍の増大と症状の増悪にて2度目の腫瘍摘出術も行われたが、やはり出血が多く部分摘出に終わり、病理診断も得られなかった。そこで放射線科で3～4月に15回ほどの放射線治療が加えられた。

　その後、本人の希望で脳神経外科専門病院を受診。画像上、海綿静脈洞部の海綿状血管腫が考えられるので、しばらく経過観察が勧められた。しかし腫瘍は画像上、増大をみせたことから、7月に腫瘍の摘出術が行われ病理組織は海綿状血管腫と確定した。9月に紹介されてサイバーナイフ治療のため来院。CT、MR（図1）で治療計画図を作成し、5日間5分割で治療を実施。腫瘍体積は4.5ccだった。

　治療から1年後の追跡MR（図2）で、腫瘍は縮小傾向をみせていることが確認された。

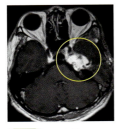
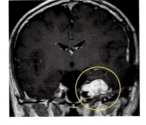

図1 治療前のMR。左海綿静脈洞部に腫瘍がみられる

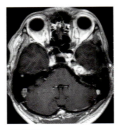
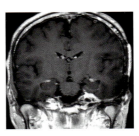

図2 治療から1年後のMR。腫瘍は縮小傾向をみせていることが確認された

治療例❻ 眼窩内の海綿状血管腫　　60代女性

　13年前に視力や視野の異常を自覚して眼科を受診。総合病院を紹介されて受診したところ視神経の腫瘍を指摘されて経過観察を勧められた。6～7年前頃より左の眼球突出が現れはじめ、左眼では明暗は認識できるが、みた物が何かは認識できなくなった。

　3年前に治療の相談のため来院した。左眼球突出を認め、左眼は光だけ認識が可能な状態だった。MR（図1）で左眼窩内に視神経を内側に圧迫する大きな腫瘍がみられ、画像診断上は海綿状血管腫と診断。治療計画図を作成し、5日間5分割で治療を実施した。腫瘍体積は8.0ccだった。

　治療から1年後の追跡MR（図2）では腫瘍の縮小傾向が確認され、眼球突出は改善。眼球運動や視野視力の改善も自覚するようになった。

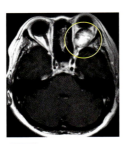
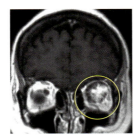

図1 治療前のMR。左眼窩内に大きな海綿状血管腫と眼球突出を認める

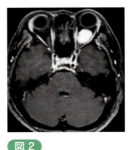
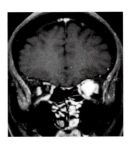

図2 治療から1年後のMR。腫瘍は明らかな縮小傾向を示した

COLUMN 6

腫瘍などの原因で出現する外転神経麻痺

外転神経麻痺という "物が一つにみえない、二重にみえる" という症状の方が時々来院されることがあります。生活を送るうえでかなり深刻な症状といえます。

外転神経は12対ある脳神経の6番目の神経で、脳幹部の橋から出て、眼球が外側をみるときに収縮する外側直筋を支配しています。外転神経が麻痺すると眼球は外転できなくなり、両眼の視線がみたい物の場所で交わらず、物が二つにみえる "複視" が現れます。

眼球を動かす眼筋麻痺の中では最も頻度が高いといわれています。これは他の外眼筋を支配する動眼神経核と滑車神経核が脳幹部の中脳に存在するのに対して、外転神経核が脳幹部の橋の最尾側で延髄との境界近くにあるため、外眼筋までの神経が走行する距離が最も長くなり、腫瘍などの原因によって障害される機会が多くなるからであろうと考えられます。

原因となる腫瘍を特定し、サイバーナイフによる治療を実施した例が少なからずありますので、ここでいくつか提示したいと思います。

治療例❶　髄膜腫（錐体斜台部）　70代男性

4年前の10月頃、大きな錐体斜台部の髄膜腫を指摘され、その後3つの大学病院を受診した。手術治療は可能であるが年齢などを考慮して勧められない、手術は困難である、ガンマナイフを紹介するなどの答えであった。

3年前の夏、当院脳神経外科に相談のため来院し、歩行時のふらつき、複視（外転神経麻痺）、嚥下がやや困難、味覚障害などの訴えがあった。MRなど検査を済ませたが、麻酔の全身チェックで心機能低下が著しく手術は困難と判断された。

手術に代えてサイバーナイフの治療を勧められて、MR（図1）を撮影したのち治療計画図を作成し、治療は入院により8日間8分割で実施した。腫瘍体積は18ccだった。

治療後は帰宅され、外来で定期的に経過観察を実施。治療1年を超える時期には、ふらつきや複視などほとんどの症状が軽快、消退したとのことで、3年後の追跡MR（図2）ではさらに腫瘍の縮小傾向が確認された。この後も脳神経外科で追跡を予定している。

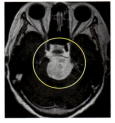
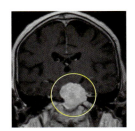

図1 治療前のMR

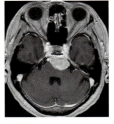
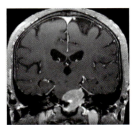

図2 治療から3年後の追跡MR。腫瘍の著しい縮小消退が確認された

治療例❷　髄膜腫（錐体斜台海綿静脈洞部）　60代男性

　9年前の冬、数日の経過で突然ものが二重にみえるようになったので、近くの脳神経外科を受診し、MR検査を受け、髄膜腫があること、腫瘍により外転神経麻痺を来していることを診断された。しかし、腫瘍は難しい部位にあり、手術治療は困難であるとのことだった。そこで、著明な脳神経外科医の治療を求めて紹介状を持って受診すると、手術ではなくサイバーナイフの治療を勧められた。

　CT、MR（図1）を用いて治療計画図を作成後、5日間5分割のサイバーナイフの治療が行われた。治療後、1年に1〜2回経過観察で受診したが、次第にものが二重にみえる外転神経麻痺は改善し、1年を過ぎて消失した。

　その後も経過観察が同じように続けられたが、腫瘍の増大はなく、ゆっくり少しずつ縮小傾向をみせている（図2）。症状は何らみられていない。

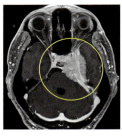
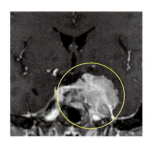

図1　9年前のMR（治療開始時）

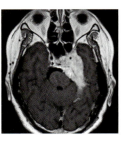
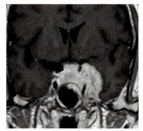

図2　治療から6年後のMR。腫瘍の増大はなくむしろ縮小傾向をみせている

治療例❸　乳がんの頭蓋底転移による複視（外転神経麻痺）　40代女性

　9年前に大学病院の乳腺外科で左乳がんと診断され、左乳がん摘出術と左腋窩郭清手術を受けた。手術後、放射線の乳房照射を25回実施。摘出した乳がんはホルモン陽性を示したので、その後、約5年間ホルモン剤の治療が続けられた。

　乳がん手術から7年が経過しホルモン治療をやめていた2年前の夏、乳がんの多発する肝転移、縦隔リンパ節転移、腰椎の骨転移などが発見。9月よりホルモン治療を再開し、年末には肝転移が増悪してきたのでホルモン注射を開始した。さらに、年末より物が二重にみえる"複視"が生じてきたので頭部MR検査したところ、頭蓋底の斜台よりトルコ鞍、鞍上部におよぶ腫瘍の転移が指摘された。年明けの1月に大学の乳腺外科より紹介状を持って来院した。

　右外転神経が腫瘍により麻痺を呈して、眼球が外側に動かないため、読んだりみたりする細かな仕事ができないという大変深刻な症状だった。PETCT（図1）では、頭蓋底のトルコ鞍周辺に大きな腫瘍が認められた。

　早速、CT、MRで治療計画図を作成し、自宅より通院で8日間8分割の定位放射線治療を実施。治療後の症状は次第に少しづつ改善しはじめ、2ヵ月が経過した3月末には物が二重にみえる複視は改善し、生活上で困ることはなくなった。治療から4ヵ月後の5月末にMRを撮ると、治療前にみられた頭蓋底の斜台よりトルコ鞍部および鞍上部に拡がった転移性腫瘍は消退していることが確認された。

　治療から6ヵ月後のPETCT（図2）でも、頭蓋底への乳がんの転移性腫瘍は消退していることが確認された。

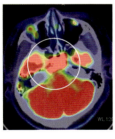
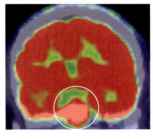

図1
来院したときのPETCT。〇印に囲まれた部分が乳がんの頭蓋底部への転移を示す

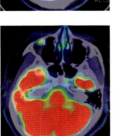
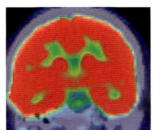

図2
治療から6ヵ月後のPETCT。頭蓋底部への転移は縮小消退を示した

治療例❹ 前立腺がん、頭蓋底転移、外転神経麻痺　60代男性

　7年前の12月、突然ものが二重にみえるようになり、近医を経由して大学病院を受診した。MRで斜台部腫瘍による外転神経麻痺との診断が出て、手術を勧められた。

　年が明けた1月に脳神経外科を初診。外転神経麻痺、右顔面のしびれを認め、CT（図1）で錐体骨先端部を中心に骨破壊を伴い内頸動脈を取り囲む頭蓋底骨腫瘍を、MR（図2）で斜台全体を占拠する大きな腫瘍を認めた。

　3月に転移性骨腫瘍や脊索腫を疑い経鼻的腫瘍部分摘出が施行された。病理検査は免疫染色でPSA強陽性にて前立腺がんとの診断にいたった。血清PSAも437ng／mlと高値を示した。

　4月、残存腫瘍について、5日間5分割でサイバーナイフの治療を実施。PETで前立腺左葉に前立腺がんを示す集積像を認め、さらに肋骨、胸椎、腰椎、仙骨、骨盤骨などに多発骨転移を示す集積がみられた。5月、泌尿器科に転院しホルモン治療を開始。

　7月の経過観察時には、外転神経麻痺はほとんど消失。MRで腫瘍は著明な縮小を示した（図3）。PSAはホルモン療法後431、332、6.27、0.442と急速に低下、正常値を示した。7年後の現在も、経過観察が続けられている。

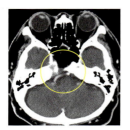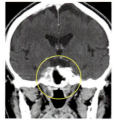

図1　治療前のCT。右錐体骨先端部に骨破壊を伴う頭蓋底腫瘍がみられる

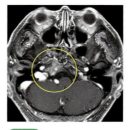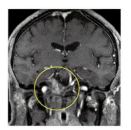

図2　治療前のMR。右斜台部を占める腫瘍がみられる

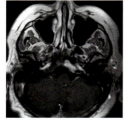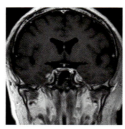

図3　治療から4年後のMR。頭蓋底斜台部の腫瘍は消退している

治療例❺ 子宮体がん術後（頭蓋底骨転移、外転神経麻痺） 60代女性

　子宮体がんの術後7年目の夏、物が二重にみえること、右の頭皮にこぶが触れることに気づき、近くの大学病院の婦人科より紹介されて来院。

　右の外転神経麻痺がみられ、右頭蓋骨円蓋部の頭皮下に腫瘤が触れるのを確認した。頭蓋骨、頭蓋底転移を疑いCT、MRでこれを確認。PETCTで全身転移の状況も確認し、頭蓋底転移（図1）、頭蓋骨円蓋部転移（図3）について、それぞれサイバーナイフの治療をどちらも5日間5分割で実施。

　治療から約2ヵ月を経て、物が二重にみえる複視、外転神経麻痺は改善消失し、普通に本を読めるようになった。頭皮の膨らみも改善をみた。5ヵ月後のPETCT（図2、4）でそれぞれの腫瘍が消退したことを確認した。

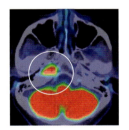
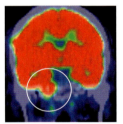

図1　治療前のPETCT。右の頭蓋底に転移性腫瘍がみられる

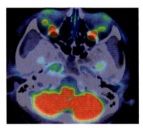
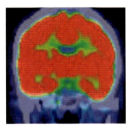

図2　治療から5ヵ月後のPETCT。転移性腫瘍は消退した

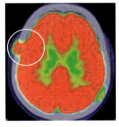
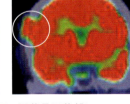

図3　治療前のPETCT。頭蓋骨円蓋部に骨転移がみられる

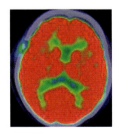
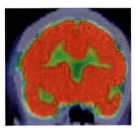

図4　治療から5ヵ月後のPETCT。頭蓋骨円蓋部転移腫瘍は消退を示した

4 顔面神経にかかる治療

〈顔面神経とは〉

顔面に拡がるように伸びている神経が、顔面神経（第7脳神経）です。顔面神経は、橋・延髄などの境界領域にある顔面神経核から軸索と呼ばれる神経の枝が顔面まで伸びています。顔面には、目、耳、鼻、口などを動かす頭蓋から顔の表皮までつながる二十数種の表情筋と呼ばれる筋肉があり、これらに分布しているのが顔面神経です。

顔の表情が喜怒哀楽を表現することができるのは、この表情筋と顔面神経によるものです。顔面神経は、こうした筋肉を動かす運動神経系の機能のほか、涙や唾液を分泌する副交感神経の機能、さらに味覚や聴覚に関係する感覚機能なども有していることから、混合神経ともいえます。

顔面神経に何らかの障害が生じると、口角が上がらない、顔の片面がひきつるといった現象や、唾液や涙が勝手に流れ落ちるなどの症状が出ます。これらを一般的に顔面神経麻痺と呼びます。

ここでは、顔面けいれんや顔面神経麻痺の症例を中心に、サイバーナイフによる治療例をみていくことにします。

● 顔面神経の走行と顔面けいれん

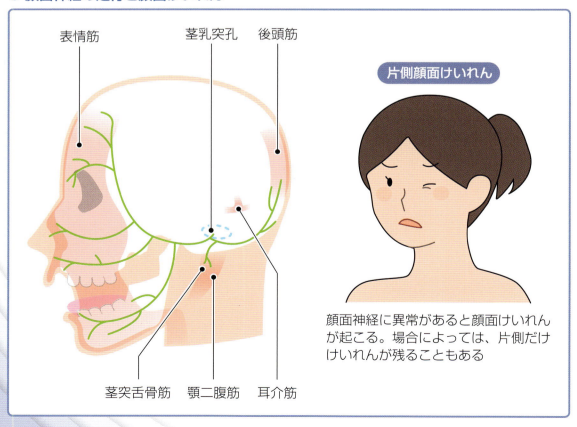

片側顔面けいれん

顔面神経に異常があると顔面けいれんが起こる。場合によっては、片側だけけいれんが残ることもある

1 グロムス腫瘍　　30代男性

[症状] 9年前に耳鳴り、右聴力がやや低下していること、時々顔面の半分が強く引きつる顔面けいれんが起こることを訴えて、大学病院や脳神経外科を受診し、右の頸静脈孔より頭蓋内と頭蓋外に伸びる腫瘍が指摘されました。7年前、顔面けいれんの頻度が多くなり、治療を求めて来院されました。

[治療経過] CT、MR（図1）を撮り、治療計画図（図3）を作成して、治療は5日間5分割で実施しました。腫瘍体積は11.3ccでした。

[治療後] 経過観察により、治療から4年後には右聴力は廃絶しましたが、顔面けいれんはまったく出現しなくなりました。8年後のMR（図2）で腫瘍の縮小傾向が確認されています。

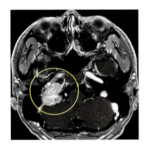
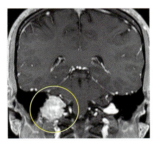

図1 治療前のMR。頸静脈孔に大きな腫瘍がみられる

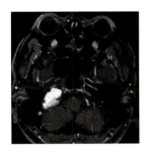
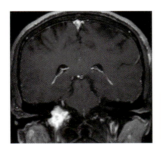

図2 治療から8年後のMR。年々、腫瘍は縮小傾向をみせている

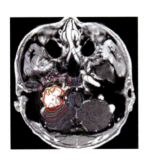
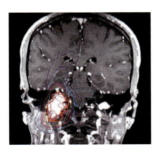

図3 MR治療計画図。赤い線で囲まれた部分が腫瘍を示す

2 脳動静脈奇形AVM（顔面けいれん）　　　　　　　40代女性

[症状] 7年前に右顔面がぴくぴくと動く顔面けいれんが出現し、次第に頻度が多くなったことから大学病院の脳神経外科を受診しました。血管内治療科で右小脳橋角部の脳動静脈奇形による症候であると診断されましたが、治療は難しいことから経過観察を勧められました。7年前、治療を求めて来院されました。

[治療経過] CT、MR（図1）で治療計画図（図3）を作成し、治療は3日間3分割で実施しました。AVMの体積は0.7ccでした。

[治療後] 治療から2年後頃より顔面けいれんの頻度は減少し、4年後には消退しました。しかし4年後には聴力が廃絶にいたりました。5年後のMR（図2）では脳動静脈奇形は縮小消退が確認されました。

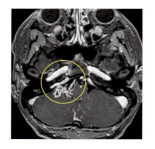
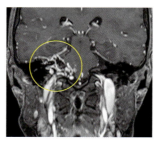

図1
治療前のMR。小脳橋角部に脳動静脈奇形がみられる

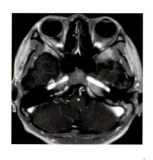
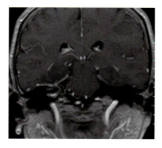

図2
治療から5年後のMR。脳動静脈奇形は縮小消退を示した

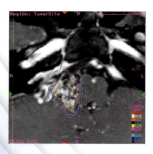
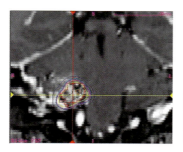

図3
MR治療計画図。赤い線で囲まれた部分が脳動静脈奇形を示す

第2章 ● 脳・脳神経のサイバーナイフ治療　069

3 錐体部髄膜腫（顔面けいれんと失聴） ……………………… 60代女性

[症状] 2年前に耳鳴りが続くので、近くの総合病院耳鼻咽喉科を受診しました。このとき、聴力は正常であると確認しています（図1）。耳鳴りはその後、次第に消失しました。

4ヵ月前から右顔面がぴくぴくとひきつるので、耳鼻咽喉科を再度受診しました。また最近、右耳で電話が取りにくいと訴えることから、聴力検査をすると聴力低下が確認されました（図2）。MRで脳腫瘍がみつかったので脳神経外科を経由し、紹介により当院へ治療相談のため来院されました。

[治療経過] 治療前の画像検査（図4）を済ませ、右錐体部髄膜腫と画像診断を確定し、3日間3分割でサイバーナイフの定位放射線治療を実施しました。

[治療後] 手術から約2年経過し、顔面けいれんは消失しました。さらに電話の声が聞こえるようになってきたとのことで聴力検査を実施してみると、明らかに聴力の回復が確認されました（図3）。さらに治療から5年後のMR（図5）では、腫瘍の縮小傾向が確認されました。

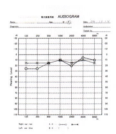

図1　治療から2年前の聴力検査。左右とも聴力は正常

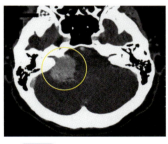

図4　治療前のCT。頭蓋骨をみる条件にすると右内耳道の拡大がないので、聴神経腫瘍ではなく髄膜腫であることが分かる

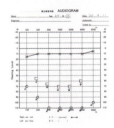

図2　治療前の聴力検査。右聴力低下がみられる

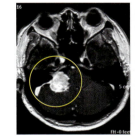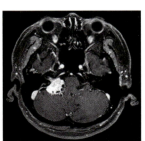

図5　治療前後のMR。治療から5年後のMR（右）では腫瘍の縮小が確認された

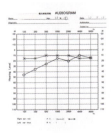

図3　治療から3年後の聴力検査。右聴力低下が改善を示している

4 顔面神経鞘腫（耳下腺部） ……………………………… 40代女性

[症状] 18年前頃より、右耳の後ろが少しずつ腫脹してくることを自覚していました。腫脹はさらに続き、加えて時々、右の顔面がピクピクと発作的に収縮する顔面けいれんが出るようになりました。

いくつかの大学病院や頭頸部外科専門医を調べて受診したところ、診断はいずれも右耳下腺の顔面神経鞘腫とされ、治療により顔面神経麻痺が残るので経過をみることを勧められました。その後11年前、脳神経外科を受診したところ、サイバーナイフの治療を勧められました。

[治療経過] 来院時には聴力は正常で顔面神経麻痺はなく、ピクピクする顔面けいれんがみられました。10年前CT、MR（図1）を撮り、CT治療計画図（図3）を作成し、3日間3分割でサイバーナイフ治療を実施しました。腫瘍体積は9.1ccでした。

[治療後] 治療から8ヵ月後頃には顔面けいれんは出現しなくなり、その後は消失しました。また顔面麻痺や聴力低下などもみられることはありませんでした。治療から4年後のMR（図2）では、腫瘍は3分の1以下の大きさになりました。

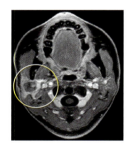
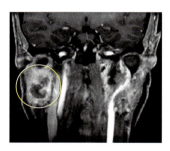

図1 治療前のMR。右の耳下腺部にのう胞性の腫瘍がみられる

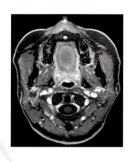
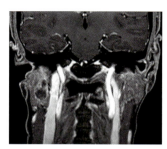

図2 治療から4年後のMR。腫瘍は縮小を続けて3分の1より小さくなった

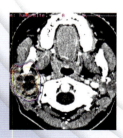
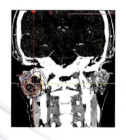

図3 CT治療計画図。赤い線で囲まれた部分が耳下腺部の顔面神経鞘腫を示す

5 顔面神経鞘腫（小脳橋角部） ・・・60代女性

[症状] 11年前に右聴力低下と右顔面神経麻痺を自覚して近医を受診し、MR検査の結果、右小脳橋角部腫瘍を指摘されました。治療を求めて脳神経外科を受診し、同年12月、右聴力低下と軽度の右顔面神経を来す小脳橋角部腫瘍の診断（図1）で手術が実施されました。

聴神経腫瘍を想定していましたが、手術所見より腫瘍は顔面神経鞘腫と判明され、腫瘍は神経の温存のため部分摘出に留められました。術後、顔面神経麻痺は少し悪化しましたが、次第に回復傾向をみせました。翌年の9月、残存腫瘍についてサイバーナイフの治療を勧められて来院されました。

[治療経過] CT、MR（図2）を撮り、治療計画図を作成し、サイバーナイフの治療を3日間3分割で実施しました。腫瘍体積は0.3ccでした。

[治療後] 次第に味覚障害など顔面神経の症候が回復をみせて、治療から2年後のMR（図3）では、腫瘍は縮小傾向をみせていることが確認されました。

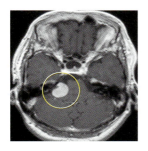
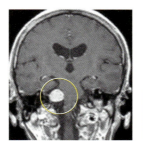

図1
手術前のMR。右小脳橋角部に腫瘍がみられる

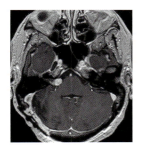
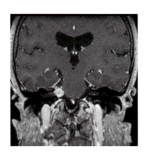

図2
手術から9ヵ月後のMR（サイバーナイフ治療前）。術後の残存腫瘍がみられる

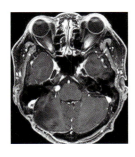
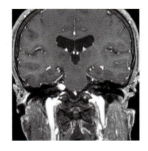

図3
治療から2年後のMR。腫瘍は縮小傾向をみせていることが確認された

5 聴神経にかかる治療

〈聴神経とは〉

第8脳神経の聴神経（もしくは内耳神経）は、聴覚と平衡感覚を司る神経です。聴覚は耳の内耳にあるカタツムリのような形状をした蝸牛に神経細胞があります。音を聞き取るコルチ管から中央突起に伝わり、蝸牛神経として束になり内耳孔を伝って頭蓋内につながっています。

また、平衡感覚を司る前庭神経は、延髄から橋にかけて核があり、眼球機能や身体の平衡機能、自律神経機能など、重要な部位に影響があります。

聴神経に障害が発生すると、聴力障害や前庭機能障害が起こります。耳が聞こえにくいとか、身体の平衡感覚がなくなりフラつくなどの症状が出ます。また、聴神経と同じ走行で内耳道に入る顔面神経も障害を受けることが多く、顔面神経麻痺が起こることもあります。

治療にあたっては複雑な神経を傷つけずに行う必要があることから、サイバーナイフなど定位放射線治療も選択肢の一つとして考慮します。

● 耳の構造

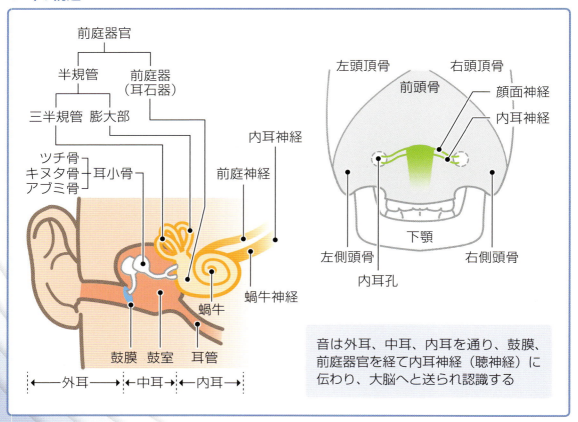

第2章 ● 脳・脳神経のサイバーナイフ治療　073

1 左聴神経腫瘍　　　　　　　　　　　　　　　　　　　　　50代男性

[症状] 5年前の4月、仕事中にいつもフラフラするので脳の検査を受けたところ、脳腫瘍があることを指摘され来院されました。フラフラ感がある、左眼に目薬を入れても感じないなど左顔面知覚障害のほか、左高音の聴力低下がみられました。

[治療経過] MR（図1）で撮影したところ腫瘍の体積が大きく、治療としては手術が望ましいことなどを説明しました。2ヵ月後に再来院され、手術に代えてサイバーナイフの治療を希望されました。

MRによる撮影後、治療計画図（図3）を作成し、自宅よりの通院で治療は7日間7分割により実施しました。腫瘍体積は9.3ccでした。

[治療後] MR聴力検査を実施しつつ、年に1～2回の追跡がなされていますが、4年後のMR（図2）では縮小傾向が確認され、左高音の聴力はやや低下傾向をみせています。いまは元気に仕事に励んでいます。

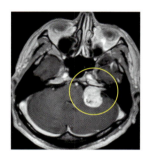
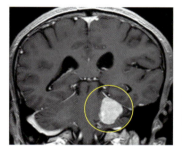

図1
治療前のMR。大きな左聴神経腫瘍がみられる

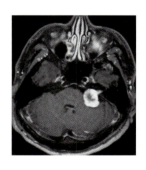
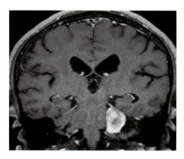

図2
治療から4年後のMR。腫瘍は縮小傾向を示した

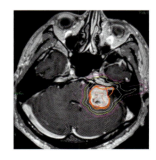
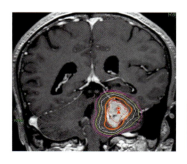

図3
MR治療計画図。赤い線で囲まれた部分が左聴神経腫瘍を示す

2 のう胞性の聴神経腫瘍　　60代女性

[症状] 50代前半より甲状腺乳頭がんの診断にて甲状腺専門病院で手術を受けて、その後も同院で経過観察を続けています。左聴力は次第に失われ、ときにフラフラすること、8年前に左顔面神経麻痺を発症し内服治療で改善し、回復した既往もあります。6年前に紹介されて来院され、治療は手術治療に代えてサイバーナイフの治療を希望されました。

[治療経過] MR（図1）でのう胞性の比較的大きな左聴神経腫瘍を確認し、治療計画図（図3）を作成しました。治療はのう胞の拡大で症状が悪化することを懸念して安全を優先し、7日間7分割で実施しました。腫瘍体積は4.4ccでした。

[治療後] 年に1～2回の経過観察を繰り返しましたが、4年後のMR（図2）で腫瘍は著しく縮小退縮傾向をみせていることが確認されました。

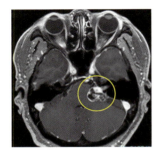
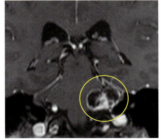

図1
治療前のMR。のう胞性のやや大きな左聴神経腫瘍を認める

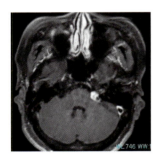
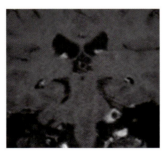

図2
治療から4年後のMR。腫瘍は著しい縮小退縮傾向を示した

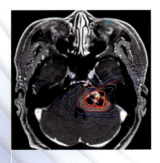
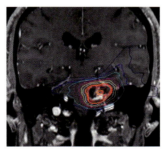

図3
MR治療計画図。赤い線で囲まれている部位がのう胞性腫瘍を示す

3 左内耳道内の聴神経鞘腫　　40代女性

[症状] 9年前に左難聴になり、内服薬で8割回復したことがありましたが、3年前に再度左難聴を来し、総合病院の耳鼻咽喉科を受診しました。診断は感音性難聴であり、内耳道内の聴神経腫瘍が原因と判明しました。耳鼻科より同院の脳神経外科へ治療の依頼があり、治療法を検討した結果、サイバーナイフ治療を実施することになり、紹介されて来院されました。

[治療経過] 聴力は高音域に聴力低下を認めました。MR（図1）で腫瘍を確認して治療計画図（図3）を作成し、自宅よりの通院で治療は5日間5分割で実施しました。腫瘍体積は0.25ccでした。

[治療後] 治療から3年後のMR（図2）では、腫瘍の増大はなく縮小消退が確認され、高音域の聴力低下も変化はみられませんでした。今後も経過観察は続ける予定です。

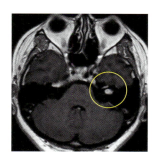
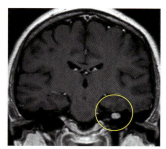

図1
治療前のMR。左の内耳道内に腫瘍がみられる

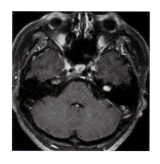
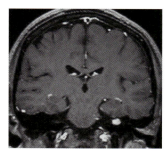

図2
治療から3年後のMR。腫瘍は縮小傾向を示した

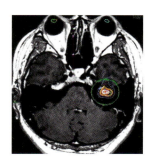
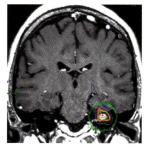

図3
MR治療計画図。赤い線で囲まれた部分が左内耳道内の腫瘍を示す

4 右聴神経腫瘍　　　　　　　　　　　　　　　　　　　　40代女性

[症状] 4年前より健康診断で難聴を指摘されており、やや右耳が聞こえにくいことは感じていました。2年前の1月、右難聴を訴えて耳鼻咽喉科を受診しました。片側だけの難聴でMRによる検査をしたところ、右聴神経腫瘍との診断がなされました。治療について検討したところ、サイバーナイフの治療を本人が強く希望されたことから、紹介により来院されました。

[治療経過] 診察したところ右高音域の聴力低下を認めました。MR（図1）で治療計画図（図3）を作成して、治療は自宅よりの通院で5日間5分割により実施しました。腫瘍体積は3.4ccでした。

[治療後] 治療後は聴力に特に変化はなく推移し、2年後のMR（図2）で腫瘍は増大することもなく、むしろ縮小傾向をみせはじめました。

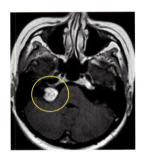
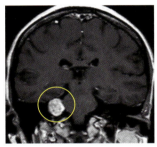

図1
治療前のMR。右聴神経腫瘍がみられる

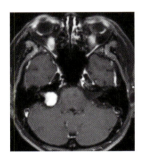
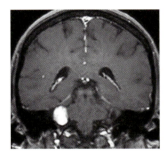

図2
治療から2年後のMR。腫瘍はやや縮小傾向を示しはじめた

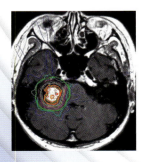
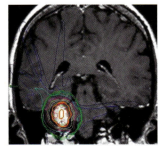

図3
MR治療計画図。赤い線で囲まれた部分が右神経腫瘍を示す

第2章 ● 脳・脳神経のサイバーナイフ治療　077

5 右のう胞性の聴神経腫瘍　　　　　　　　　　　　　　　80代男性

[症状] 7年前より次第にふらつくようになってきて、杖を使わないと歩行しづらい状態になっていました。6年前にMR検査をしたところ、右小脳橋角部の腫瘍を指摘されました。

そこで総合病院の脳神経外科へ短期入院し、聴力は保たれていること、右の軽い顔面神経麻痺があること、眼振があることなどが確認されました。

治療法について検討した結果、サイバーナイフの治療を紹介されて来院されました。

[治療経過] CT、MR（図1）を撮り、治療計画図（図3）を作成して、治療は入院により8日間8分割で実施しました。腫瘍体積は4.2ccでした。

[治療後] 治療後にMR（図2）で撮影したところ、次第に腫瘍が縮小する経過が確認されました。

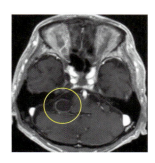
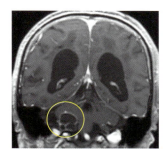

図1
治療前のMR。のう胞性の聴神経腫瘍を認める

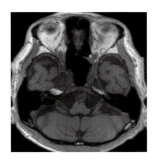
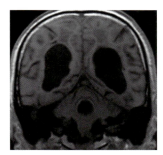

図2
治療から3年後のMR。のう胞性の腫瘍は次第に縮小を示した

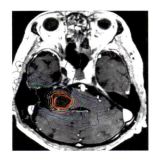
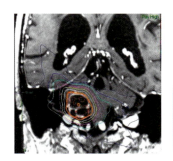

図3
MR治療計画図。赤い線で囲まれている部分がのう胞性の聴神経腫瘍を示す

6 右錐体斜台部髄膜腫　　70代男性

[症状] 7年前の12月、自転車に乗っていて左右にグラグラとふれて、上を向いたときにはフワーとなって倒れそうになりました。年が明けてもひどいふらつきが続くことから、脳神経外科を受診しました。

聴力は正常で顔面麻痺はみられませんでした。聴神経の平衡障害を疑われてMR（図1）を撮ったところ、錐体斜台部に大きな腫瘍が指摘されました。そこで紹介されて脳神経外科を受診し、6年前の1月末に開頭手術が実施されました。

手術は各脳神経が腫瘍に巻き込まれており、脳神経3番（動眼神経）から6番（外転神経）を温存しつつ、少しずつ摘出されました。術後は外転神経麻痺と右聴力廃絶が出現していましたが、外転神経麻痺は次第に回復を示し、術後7ヵ月後のMR（図2）では腫瘍の残存が確認されたことから、サイバーナイフの治療のため紹介により来院されました。

[治療経過] 治療計画図（図4）を作成して、治療は5日間5分割で実施しました。腫瘍体積は7.9ccでした。

[治療後] 毎年1回の経過観察は実施されましたが、5年後のMR（図3）では、腫瘍は著明な縮小傾向をみせていることが確認されました。右聴力は廃絶しましたが、その他の症候はすべて改善経過していることが確認されました。

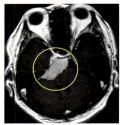
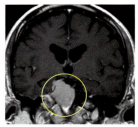

図1
手術前のMR。大きな右錐体斜台部の髄膜腫がみられる

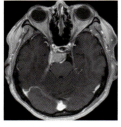
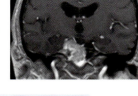

図2
手術から7ヵ月後のMR。残存する髄膜腫が確認された

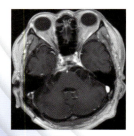
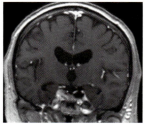

図3
治療から5年後のMR。髄膜種は著明な縮小傾向を示している

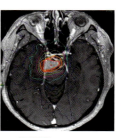
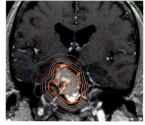

図4
MR治療計画図。赤い線で囲まれた部分が髄膜腫を示す

6 舌咽神経・迷走神経・副神経にかかる治療

〈舌咽神経・迷走神経・副神経とは〉

　第9脳神経の舌咽神経は、運動、知覚、味覚、副交感性の線維を含む混合神経になります。延髄から軸索が伸びており、これが数本の根として脳を出て、やがて1本に束ねられて舌咽神経となります。感覚神経は、頭蓋から頸静脈孔を出て、舌咽神経にいたります。これは舌の後方3分の1を支配し、味覚や知覚に関わります。

　迷走神経は第10脳神経とも呼ばれる神経で、これも運動、知覚、副交感神経を含む混合神経になります。迷走神経は他の脳神経に比べて領域は広範囲におよび、舌咽や舌下、頸神経、副神経などと連結しているほか、心臓や食道、肺、胃や小腸や大腸の一部の不随意筋にも分布しています。

　そして、第11脳神経の副神経は、脊髄部分に伸びる神経をいいます。一部、舌咽と迷走と合流して頭蓋の外に出て、また頭蓋内に戻るという特徴を有する神経です。

　これらに共通している点は、舌咽、迷走、副神経それぞれが何らかの個所で束になり、また、別々に分岐する特徴があることです。これらの神経に絡む病変については、非常に複雑であることから、サイバーナイフのような定位放射線治療が奏功するケースもあります。

● それぞれの神経の仕組み

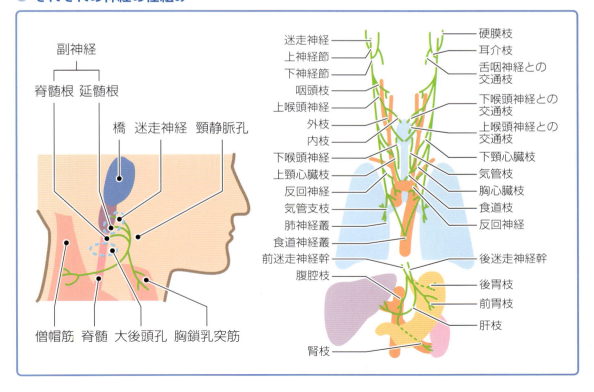

1 頸静脈孔神経鞘腫　　30代女性

[症状] 3年前の6月、嗄声を自覚して耳鼻咽喉科を受診したところ、右半回神経麻痺、右舌下神経麻痺を指摘されました。さらにMRなど画像検査を受けた結果、頸静脈孔の頭蓋内外に頸静脈孔神経鞘腫があることが分かりました。

　脳神経外科で手術を検討されましたが、頭蓋内の腫瘍はむしろ大きくなく、静脈孔より外側頸部に進展する腫瘍が大きかったことから、手術に代えてサイバーナイフ治療のため紹介されて来院されました。

[治療経過] CT、MR（図1）を撮り、治療計画図（図3）を作成し、治療は7日間7分割で実施しました。腫瘍体積は8.8ccでした。

[治療後] 治療から3年後、紹介医からのMR（図2）では、頭蓋内腫瘍は縮小し、頭蓋外腫瘍は増大なく制御されていることが確認されました。下位脳神経症候の悪化もなく、今後も経過観察を続けます。

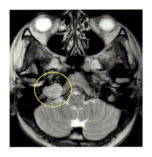
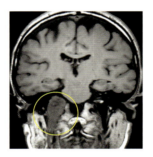

図1
治療前のMR。頭蓋内は小さく、頸静脈孔より頭蓋外へ進展する腫瘍がみられる

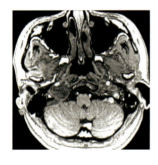
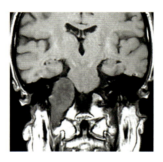

図2
治療から3年後のMR。頭蓋内腫瘍は縮小傾向を頭蓋外腫瘍の増大はなく制御されていると判断された

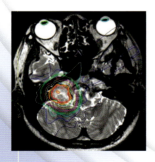
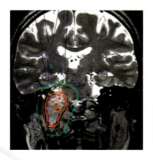

図3
MR治療計画図。赤い線で囲まれた部分が腫瘍を示す

2 髄膜腫（頸静脈孔部） ……………………………………… 70代女性

[症状] 10年前に、声がかすれる、飲み込みにくいなどの症状を訴えて近医を受診し、その後、紹介された大学病院の脳神経外科で頭蓋底の腫瘍を指摘されました。治療は大変困難で、合併症が避けられないことから経過観察を勧められました。経過観察から4年後、腫瘍の増大傾向が明らかになり、症状もやや悪化したことから紹介されて当院へ来院されました。

[治療経過] 良性腫瘍で、治療により腫瘍は消失しないが増大しなくなること、縮小傾向を示すこと、嗄声や嚥下障害などの症状がこれ以上増悪しないことを目的に治療することをよく説明し、納得を得たうえで、CT、MR（図1）による治療計画図（図3）を作成し、通院により6日間6分割のサイバーナイフの治療を実施しました。

[治療後] 現在まで年に1〜2度、経過観察しています。症状の悪化はみられず、2年を超えたところで改善傾向が明らかとなり、6年後のMR（図2）では腫瘍は縮小傾向を示していることが確認されました。

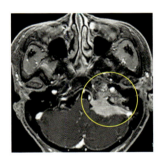
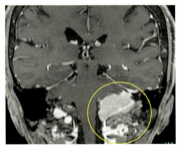

図1
治療前のMR。左頭蓋底の頸静脈孔を中心に拡がる髄膜腫を認める

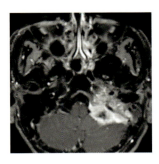
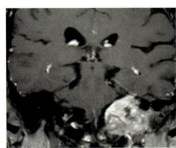

図2
治療から6年後のMR。腫瘍は放射線治療により縮小傾向を示す

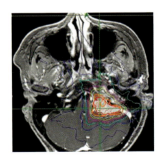
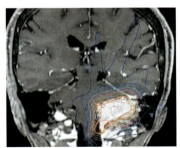

図3
MR治療計画図。赤い線で囲まれた部分が腫瘍を示す

3 頸静脈孔部髄膜腫 ……………………………………… 40代女性

[症状] 2年前の夏、妊娠中に左耳の閉塞感を自覚して耳鼻咽喉科を受診しました。聴力は正常でしたが、MR（図1）で頸静脈孔より頭蓋内および外へ進展する腫瘍が存在することが指摘されました。経過観察の後、昨年11月、脳神経外科で頭蓋内の腫瘍摘出術が行われました。病理診断は、血管腫性髄膜腫でした。頭蓋内腫瘍摘出術後は一過性の嗄声、嚥下障害がみられましたが、これらの症候の改善を待って5ヵ月後、頸静脈孔より頭蓋外へ進展する腫瘍に対してサイバーナイフ治療の依頼があり、来院されました。

[治療経過] CT、MR（図2）を撮り、治療計画図（図3）を作成して、治療は8日間8分割で実施しました。腫瘍体積は4.7ccでした。

[治療後] 今後も引き続き脳神経外科で経過観察の予定です。

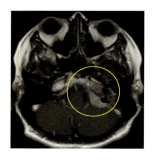
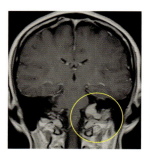

図1
手術前のMR。頭蓋内の頸静脈孔部の腫瘍が頭蓋外へ延びていることがみられる

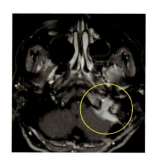
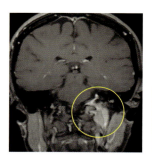

図2
サイバーナイフ治療前のMR。頭蓋内の腫瘍は摘出され頸静脈孔より頸部へ進展する腫瘍がみられる

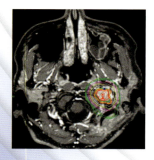
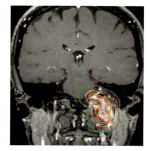

図3
MR治療計画図。赤い線で囲まれた部分が頸静脈孔より頸部へ進展する腫瘍を示す

4 グロムス腫瘍（小脳橋角部〜頸静脈孔） 50代女性

[症状] 7年前、脳ドック検診を受けて脳腫瘍を指摘され、大学病院を受診したものの説明に納得がいかず、ガンマナイフのある病院を受診しました。頸静脈孔腫瘍と診断されたのち、ガンマナイフの治療を受けました。

その後は経過観察を続けていましたが、1年後頃より左聴力低下を自覚して耳鼻科を受診したところ、耳の中に腫瘍があると指摘されました。4年前、当院脳神経外科を受診し、MRで頸静脈孔のグロムス腫瘍を疑われ、耳鼻科で鼓膜切開したところ、中耳に出血するグロムス腫瘍が指摘されました。

[治療経過] サイバーナイフの治療を勧められたことから、CT、MR（図1）画像を撮り、治療計画図（図3）を作成し、治療は5日間5分割で実施しました。腫瘍体積は7.5ccでした。

[治療後] 定期的にMRと耳鼻科の診察で経過観察を続けています。聴力低下以外に症候はなく、MR（図2）で腫瘍は増大もなく、いくらか縮小傾向をみせていることが確認されています。

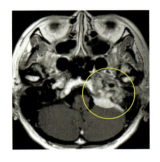
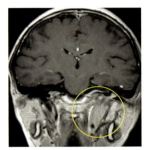

図1
治療前のMR。小脳橋角部より頸静脈孔に進展する腫瘍がみられる

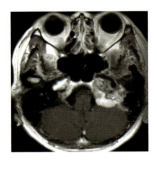
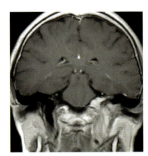

図2
治療から4年後のMR。腫瘍はいくらか縮小傾向をみせて制御されていることが確認された

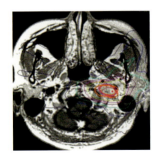
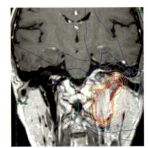

図3
MR治療計画図。赤い線で囲まれている部分が腫瘍を示す

COLUMN 7

困難を極める頸静脈孔神経鞘腫の治療

大きな頸静脈孔神経鞘腫（迷走神経鞘腫ともいわれる）で、頭蓋内部分を摘出したあとに頭蓋外をサイバーナイフで治療した経験が少なからずあります。この部分の腫瘍はおそらく、どのような手段を用いても極めて治療が困難になることが想像されるということです。下位脳神経（舌咽神経〈IX〉、迷走神経〈X〉、副神経〈XI〉）機能が失われると発声や嚥下（飲み込み）ができなくなり、日常生活に極めて深刻な事態を招くおそれがあります。

以下に治療例をいくつか提示します。

治療例❶　頸静脈孔神経鞘腫　　　　50代女性

5年前の夏に舌が右側に曲がっていることに気づいた。翌年2月、雪道で転倒して頭部を打撲し、CTを撮ったところ脳腫瘍が存在することを指摘され大学病院を受診。大学病院でMR検査したところ頭蓋内より頭蓋外へ進展する大きな腫瘍があり（図1）、治療は大変困難なことから経過観察を勧められた。

7月、セカンドオピニオンで脳神経外科を受診。嗄声と、口蓋垂は左へ偏移し、舌は右半分が委縮していた。3年前、頭蓋内の腫瘍摘出術を実施。病理診断は神経鞘腫だった。

その後、頭蓋外の腫瘍についてサイバーナイフ治療を紹介されて来院した。

耳鼻科診察では聴力に異状はなく、第IX、X、XI、XII脳神経の麻痺があることを確認した。CT、MR（図2）を撮り、治療計画図を作成したのち、治療は6日間6分割で実施した。腫瘍体積は12.7ccだった。

治療後の追跡MR（図2、3）では、腫瘍はのう胞性の変化と縮小傾向を示していることが確認された。下位脳神経症候は、発声、嚥下など少しずつ改善傾向をみせているという報告があった。

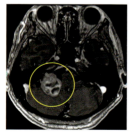 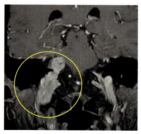 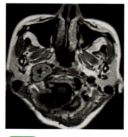 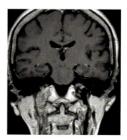

図1　手術前のMR。右頸静脈孔より頭蓋内、頭蓋外へ進展する大きな腫瘍がみられる

図2　サイバーナイフ治療後のMR

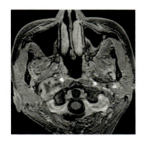
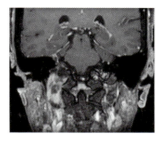

> **図3** サイバーナイフ治療から3年後のMR。腫瘍はのう胞性の変化と縮小傾向をみせた

治療例❷　頸静脈孔神経鞘腫　　50代女性

　7年前に耳鳴りを訴え近医のMRで頸静脈孔腫瘍を指摘された。脳神経外科を受診し、嗄声、嚥下障害など下位脳神経症候がみられること、大きな頸静脈孔部の腫瘍で頭蓋内と頭蓋外へ進展していることが確認された（図1）。

　手術にて下位脳神経を温存しつつ頭蓋内の腫瘍の摘出術が実施された。病理診断は神経鞘腫だった。術後、嗄声と嚥下障害が改善をみせた9ヵ月後、サイバーナイフの治療のため来院。CT、MR（図2）を撮り、治療計画図を作成して、治療は5日間5分割で実施した。腫瘍体積は8.3ccだった。

　6年後のMR（図3）では、腫瘍は縮小傾向を示して制御されていること、嗄声と嚥下の困難さは残るものの普通に生活しているとの連絡が前医よりあった。

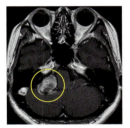
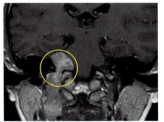

> **図1** 手術前のMR。頸静脈孔部で大きな腫瘍が頭蓋内と頭蓋外へそれぞれ進展している

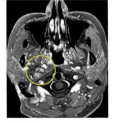
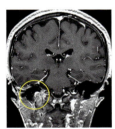

> **図2** 手術後のサイバーナイフ治療前のMR。手術後、頭蓋内の腫瘍は摘出され、頭蓋外の腫瘍が残存していることが確認できる

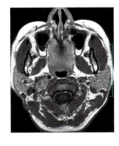
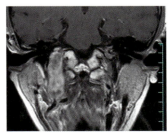

> **図3** 治療から6年後のMR。腫瘍は縮小傾向を示して制御されていることが確認された

7 舌下神経にかかる治療

〈舌下神経とは〉

　舌下神経は第12脳神経で、延髄後部から前方側溝を抜け、舌下神経管を通り、頭蓋の外に出て、舌の下方から深部にいたり、舌筋へと分布しています。舌の大部分を動かすうえで必要なのが、舌下神経です。

　舌下神経の特徴は、動眼神経や滑車神経、外転神経と同じく、純運動神経だということです。舌の前から3分の2の筋肉は、舌下神経が支配しています。舌の後ろ3分の1は舌咽神経で、知覚や味覚は三叉神経や顔面神経が関わっています。

　舌の役割には、会話（話す）、嚥下（飲み込む）、咀嚼（噛む）という動作をするためには欠かせない機能です。舌下神経に障害が起こると、話しづらくなったり、飲み込みづらくなったり、噛みづらくなるなどの症状が現れます。延舌といって舌を前に出すと舌が偏ってしまう場合は、舌下神経に異常があるときに生じます。

　舌の麻痺などは、舌そのものではなく、延髄から伸びる神経に影響を及ぼしていることから、治療にあたっては留意が必要です。

● 咽頭領域の神経支配と舌下神経

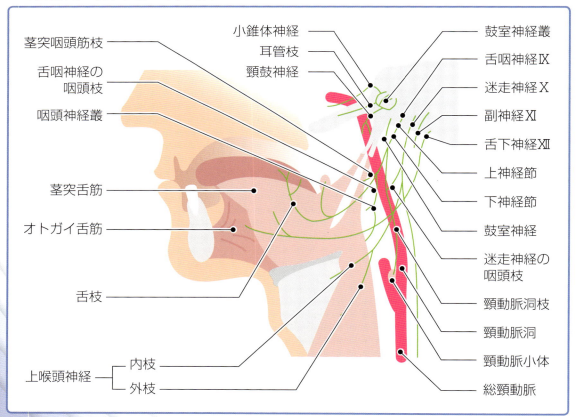

第2章 ● 脳・脳神経のサイバーナイフ治療　087

1 神経鞘腫（舌下神経）　　　　　　　　　　　　　　　60代男性

[症状] 11年前に軽い一過性脳虚血発作を発病して、大学病院の内科を受診しました。そのとき、MR検査で左の頭蓋底部に腫瘍があるのを偶然に発見され、追加の検査を詳しく行ったところ、舌下神経の神経鞘腫と診断されました。その後、定期的に経過観察していましたが次第に腫瘍が大きくなり、声がかすれ、水の飲み込みにくさが出てきたので、8年前に入院し腫瘍摘出術が行われました。

その後も経過観察が続いていましたが、再度、腫瘍が増大し、左肩の筋肉が萎縮して上腕が上げにくい、水が飲み込みにくい、声がかすれる、舌が左に偏移して呂律が回らないなどの症状が出てきたので、紹介されてサイバーナイフ治療のため6年前に当院へ来院されました。

[治療経過] CT、MR（図1）で治療計画図（図3）を済ませ、5日間5分割で治療を実施しました。

[治療後] 1年に1〜2回の経過観察を行いましたが、腫瘍の増大はなく、むしろ縮小傾向をみせています（図2）。また、症状も悪化することなく、水の飲み込み、呂律が回らないなども改善傾向をみせています。

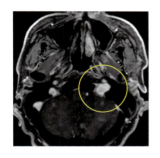
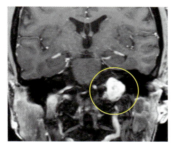

図1
6年前のMR（治療時）。左の舌下神経管に腫瘍がみられる

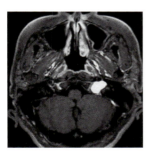
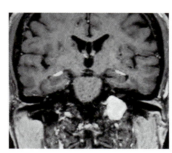

図2
治療から5年後の追跡MR。舌下神経管の腫瘍の増大はなく、むしろ縮小傾向をみせている

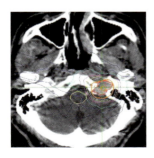
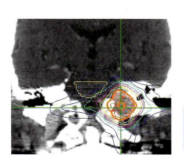

図3
CT治療計画図。赤く囲まれているのが左舌下神経鞘腫を示す

2 髄膜腫（大孔部）　　　　　　　　　　　　　　　　　　　　　60代女性

[症状] 23年前に近くの総合病院脳神経外科において、また、9年前に増大する残存腫瘍を脳神経外科の専門病院で、それぞれ、脊椎と頭蓋骨の移行する部位（大孔部）の大きな髄膜腫について2回、開頭手術を受けました。しかし、ともに出血が多く、腫瘍の大部分を摘出することができませんでした。8年前に前医より紹介され、サイバーナイフ治療を勧められ来院されました。

[治療経過] 左右12本ある脳神経のうち、右下位の4本の脳神経麻痺が存在しました。舌の右半分の麻痺と委縮により話しにくい、液体が飲み込みにくい、声がかすれる、右肩の筋肉が萎縮し右上腕が挙上できない、ふらふらして安定感がなくうまく歩けないなどの症状を訴えていました。CT、MR（図1）の治療計画図（図3）を済ませ、5日間5分割で治療を実施しました。

[治療後] 1年に1〜2回経過観察が続けられています。治療から8年を経た本年のMR（図2）では、腫瘍は明らかに縮小傾向をみせており、基本的に不自由ではあるものの8年前に比べるといろいろ症状は改善されたと自覚しているそうです。

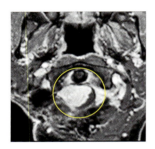
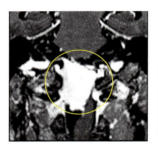

図1
8年前のMR（治療時）。延髄を紙のように薄くなるように右から左へ強く圧迫する腫瘍が大孔部を占拠している

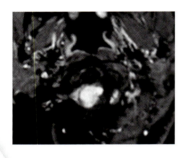
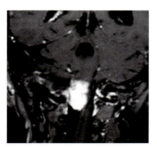

図2
治療から8年後のCT。治療前と比べて腫瘍の縮小は明らかになっている。延髄への圧迫も軽減傾向をみせている

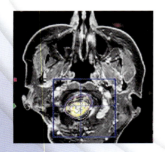
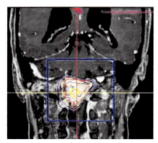

図3
MR治療計画図。赤い線で囲まれた部位が髄膜腫を示す

3 大孔部髄膜腫　　　　　　　　　　　　　　　　　　40代女性

[症状]15年前に頭痛と左上下肢が動きにくい運動麻痺で、近くの市立総合病院脳神経外科を受診しました。髄膜腫の診断を受け、後頭部の開頭手術治療を行いましたが、腫瘍の摘出は部分摘出に終わりました。

その後も次第に腫瘍は増大し、歩行障害も悪化してきたため、10年前に再度、別の病院の脳神経外科で手術が行われましたが、再び腫瘍の充分な摘出はできませんでした。そこで紹介状を持ってサイバーナイフ治療の相談のため、車いすで来院されました。

[治療経過]補助具にて歩行は可能でしたが、左上下肢不全麻痺により日常生活での上肢の運動障害、歩行障害は明らかでした。短期の入院により、治療前のMR画像検査（図1）を済ませ、5日間5分割によるサイバーナイフ定位放射線治療を実施しました。

[治療後]年2回ほどの定期的な外来通院で経過をみていましたが、治療から3年後には歩行障害はほとんど改善し、上肢の運動麻痺と機能障害も改善しました。MRでは腫瘍は明らかな縮小をみせ、圧迫されていた延髄、上位頸髄の変形が改善していることが確認されました（図2）。

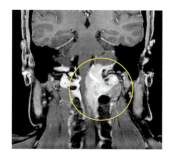
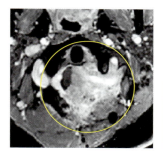

図1
治療前のMR。延髄、頸髄を取り囲む腫瘍が、延髄、頸髄を圧迫している。

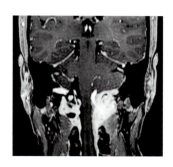
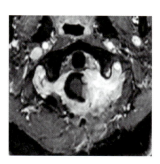

図2
治療後のMR。延髄、頸髄を圧迫する腫瘍が縮小し、延髄、頸髄への圧迫が軽減した

4 大孔部髄膜腫　　80代女性

[症状] 5年前の8月、舌の違和感を自覚しました。10月に総合病院を受診してMRを撮影し、脳腫瘍と指摘されました。そこでその後、大学病院を受診しましたが手術は困難で経過観察を勧められました。

翌年3月に脳神経外科クリニックを受診し、経過観察を勧められましたが、腫瘍が増大悪化するときはサイバーナイフ治療を勧められました。3年前の6月、少し呂律が悪くなり同クリニックを再診したところ、MRで腫瘍の増大を指摘されたことから、当院へ来院されました。

[治療経過] 来院時、舌の左半分が委縮し会話は嗄声を呈していました。CT、MR（図1）で治療計画図（図3）を作成し、治療は自宅からの通院により4日間4分割で実施しました。

[治療後] 1年ごとに追跡を実施しましたが、3年後のMR（図2）では腫瘍の縮小傾向と延髄への圧迫軽減が確認されました。

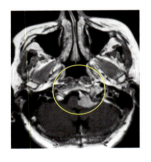
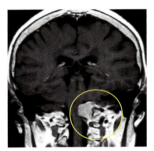

図1
治療時のMR。延髄の左側に延髄を圧迫する腫瘍がみられる

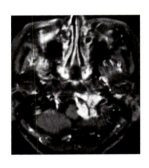
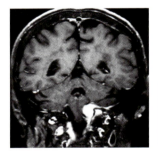

図2
治療から3年後のMR。腫瘍は縮小傾向がみられ延髄の圧迫も軽減の傾向がみられる

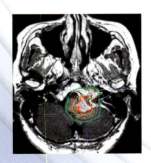
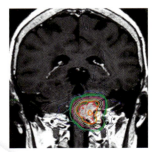

図3
MR治療計画図。赤い線で囲まれた部位が腫瘍を示す

第 **3** 章

脳神経以外の
サイバーナイフ治療

脊椎・脊髄にかかる治療例

1 脊椎・脊髄にかかる治療

〈脊椎・脊髄腫瘍とは〉

脊椎は、頸椎、胸椎、腰椎、仙椎といった各部位が連結している部分を指します。一般的に背骨（脊柱）といっている部分です。脊椎は、頸椎は7個、胸椎は12個、腰椎は5個、仙椎は1個、それと3個ほどの尾椎に大別されます。

この脊椎に保護されているのが、脳から伸びている脊髄です。脊髄は中枢神経と呼ばれ、頭部と体幹部を支えている脊柱の中心に収まっています。脊髄は、全身の末梢神経につながっており、手足の筋肉や内臓の働きを調整するなど、さまざまな部位の働きに関与しています。

このような脊椎・脊髄に生じた腫瘍のことを、脊髄腫瘍あるいは脊椎腫瘍と呼んでいます。転移性の場合、腫瘍細胞がある元の場所から脊椎や脊髄に移り、そこで腫瘍細胞が増殖することで生じます。

脊椎は骨ですので、腫瘍細胞によって骨が融解あるいは骨折する要因になりますし、腫瘍が脊髄を圧迫すると、場所によっては手足などが麻痺する原因となります。

● 自律神経系の分布図

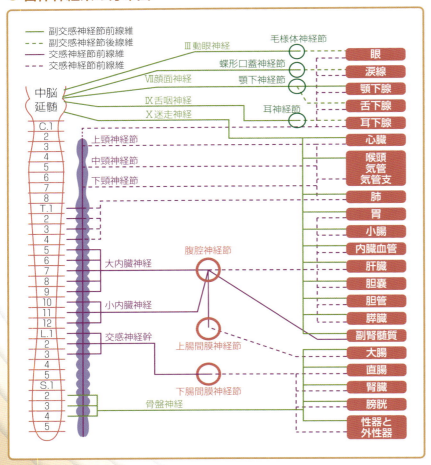

第3章 ● 脳神経以外のサイバーナイフ治療　093

1 脊索腫（仙骨部） ……………………………………… 70代女性

[症状] 7年前より、排便や排尿が困難だと自覚し、殿部や仙骨部の激しい痛みが出てくるようにもなりました。近くの整形外科を受診したところ、坐骨神経痛と診断を受けました。その後6ヵ月で足が前に出にくくなり、しびれも増し、夜休むときに仰臥位がとれなくなりました。

CT検査で仙骨部に腫瘍があることが判明し、MR、PETCTにて悪性腫瘍と診断され、大学病院の整形外科を紹介されました。生検の結果、脊索腫と診断が確定しました。しかし手術治療は困難で、重粒子線治療や通常の放射線治療が検討されましたが、紹介されてサイバーナイフ治療の相談のため5年前に来院されました。

[治療経過] PETCT（図1）では仙骨部に骨破壊を伴って不正な形をした悪性腫瘍が存在しました。CT治療計画図（図5）を作成し、治療は8日間8分割で実施しました。腫瘍体積は124.8ccでした。

[治療後] 4ヵ月後のPETCT（図2）で腫瘍は縮小の傾向を示しました。治療前のMR（図3）と治療から1年8ヵ月後のMR（図4）を比較すると、縮小傾向がみられます。

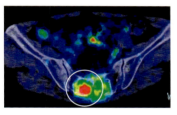
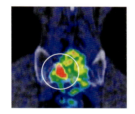

図1　治療前のPETCT。仙骨部に大きな脊索腫がみられる

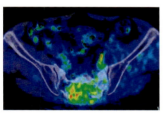
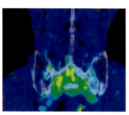

図2　治療から4ヵ月後のPETCT。脊索腫は残存するも縮小退縮の傾向をみせた

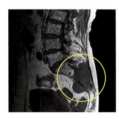
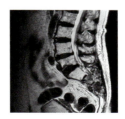

図3　治療前のMR。仙骨部の脊索腫がみられる

図4　治療から1年8ヵ月後のMR。仙骨部の脊索腫は縮小傾向をみせた

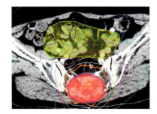
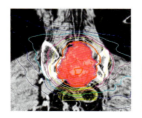

図5　CT治療計画図。赤い線で囲まれた部分が腫瘍を示す

2 神経鞘腫（左頸椎）　　　　　　　　　　　　40代男性

[症状] 9年前、左頸椎の椎間孔部の腫瘍について大学病院で手術が実施されましたが、残存腫瘍に再増大がみられ、脊柱管内腫瘍による頸髄の圧迫がみられるため、8年前、この部の腫瘍の2回目の手術が大学病院で実施されました。しかし、術後の経過観察で腫瘍の再増大がみられるため、5年前、サイバーナイフの治療を勧められて来院されました。

[治療経過] CT、MR（図1）を撮り、治療計画図（図3）を作成して、治療は7日間7分割で実施しました。腫瘍体積は6.9ccでした。

[治療後] 1年に1度、経過観察が実施されました。3年目までは良好な経過でしたが、治療から4年後頃より肘のしびれや痛みがみられ、椎間孔内より外側の腫瘍の増大がみられることが指摘されました。5年後のMR（図2）で同様に外側部のやや増大傾向がみられることが確認されました。今後、再手術も検討、提案されています。

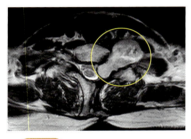

図1
治療前のMR。頸椎の椎間孔から脊柱管外へ連続する腫瘍がみられる

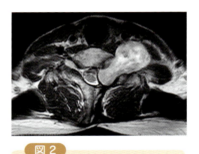

図2
治療から5年後のMR。頸椎の椎間孔から脊柱管外へ連続する腫瘍がみられる。大きさは少し増大傾向と判定された

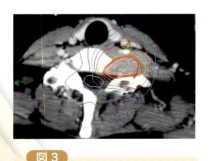
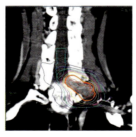
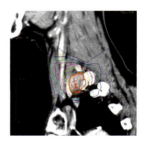

図3
CT治療計画図。赤い線で囲まれた部分が頸椎神経鞘腫を示す

3 神経鞘腫（仙骨部、骨盤内） ……………………………… 50代女性

[症状] 6〜7年前より右下肢の痛み、しびれを訴えていました。PETCT（図1）で右仙骨、骨盤内の腫瘍が指摘されていました。大学病院の婦人科、整形外科で仙骨部の神経鞘腫が疑われて症状に応じた内服薬で経過観察を受けていました。手術も検討されましたが、後遺症の可能性が考慮され開腹手術も大変大がかりになることが想定され、経過観察が続きました。2年前、腫瘍が次第に増大するので、整形外科で生検が実施されて神経鞘腫であることが確認され、サイバーナイフの治療のため紹介により来院されました。

[治療経過] 骨盤から仙骨部に痛み、しびれを自覚していました。CT、MR（図2）を撮り、CT治療計画図（図4）を作成して、治療は10日間10分割で実施しました。腫瘍体積は167.9ccでした。

[治療後] その後は経過観察が定期的に実施され、2年後のMRでは腫瘍増大は制御されていることが確認されました（図3）。

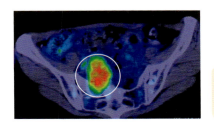

図1
7年前のPETCT。仙骨に続く骨盤内の腫瘍を認める

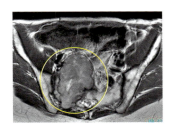

図2
治療前のMR。仙骨と連続性を持ち骨盤内へ伸展する大きな腫瘍がみられる

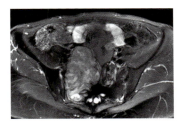
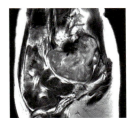

図3
治療から2年後のMR。腫瘍は増大なく制御されていることが確認された

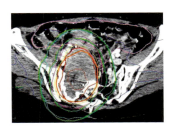
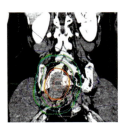
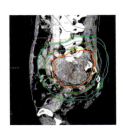

図4
CT治療計画図。赤い線で囲まれている部分が仙骨部の神経鞘腫を示す

COLUMN 8

脊椎の動きを追いかけて治療する

サイバーナイフの治療は、頭蓋骨の動きをX線画像で追跡する（image guided）ことで頭蓋骨と腫瘍との位置関係を把握し、正確に放射線治療を遂行しています。頭蓋骨の動きを追いかけるので「skull tarcking」と呼ばれています。これを基本原理として1994年よりスタンフォード大学病院で脳の病変の治療を開始しました。

しかし、頭蓋内だけでなく、頸部より下の脊椎病変についての治療を同じように実施するために、今度は脊椎骨と病変腫瘍との関係を脊椎の動きを追いかけることで、正確に実施する手法が2000年までに開発されました。脊椎を追いかけるので「spine tracking」と呼ばれています。

この革命的な「spine tracking」という手法により、脊椎の存在する体幹部の治療が今世紀になって盛んに実施されており、脊椎脊髄の治療はとても正確にできるようになっています。

治療例❶　乳がん、頸椎転移　　60代女性

7年前に都内の大学病院で、左乳がんの手術治療と放射線治療を受けた。乳がんは女性ホルモン（エストロゲン）とハーセプチンに反応する種類と判明したので、以後これらを主体とした化学療法が繰り返し実施されてきた。今回、数ヵ月前より後頸部の疼痛を訴えて脳神経外科などを受診し、頸部の骨転移が疑われ来院した。

治療前のPETCTで第1頸椎C1左側に頸椎転移（図1）を、第6頸椎C6右側に頸椎転移（図3）をそれぞれ認めた。それぞれについてCT治療計画図を作成し、第1頸椎C1を3日間3分割で、第6頸椎C6も3日間3分割でサイバーナイフの治療を実施した。治療後は引き続き化学療法を継続していたが、疼痛は次第に軽快緩和された。

4ヵ月後のPETCT（図2、4）では、治療部位の2ヵ所の頸椎転移はともに縮小消退を示していることが確認された。

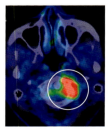
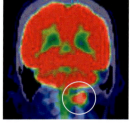

図1　治療前のPETCT。頸椎C1左側に頸椎転移がみられる

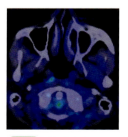
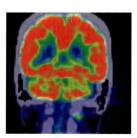

図2　治療から4ヵ月後のPETCT。頸椎転移は縮小消退を示している

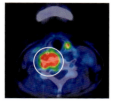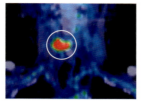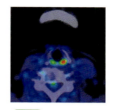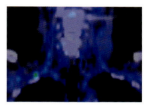

図3　治療前のPETCT。頸椎C6 右側に頸椎転移がみられる

図4　治療から4ヵ月後のPETCT。頸椎転移は縮小消退を示している

治療例❷　甲状腺濾胞がん、腰椎転移　　40代男性

　甲状腺濾胞がんの診断により大学病院で摘出手術が行われた。その後の追加治療を継続実施している専門病院で腰椎転移がみつかり、治療のため当院へ来院した。
　PETCT（図1）で転移性腫瘍を確認し、CT治療計画図を作成して、3日間3分割によるサイバーナイフ治療を実施。治療から3ヵ月後のPETCT（図2）では、腰椎椎体の転移性腫瘍はほぼ縮小消退を示し、疼痛も早い時期に緩和された。

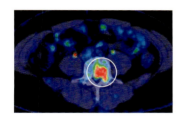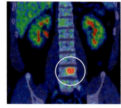

図1　治療前のPETCT。腰椎椎体に転移性腫瘍がみられる

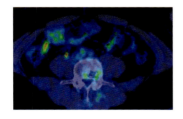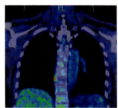

図2　治療から3ヵ月後のPETCT。腰椎の転移性腫瘍は縮小消退傾向を示した

治療例❸　子宮頸がん、胸椎転移　　50代女性

　5年前、子宮頸がんⅡB期の診断により都内のがん専門病院で放射線同時化学療法が行われ、一度治癒したと判定されていたが、3年前、全身に多発する骨転移がみつかり大学病院の婦人科へ移り、化学療法が1年6ヵ月続けられていた。化学療法で多発する骨転移は制御されていたが、胸椎転移が増大傾向をみせたこと、局所の疼痛が出てきたことからサイバーナイフの治療について紹介状を持ち来院した。

PETCT（図1）を撮り胸椎転移を確認し、CT治療計画図を作成して、胸椎転移は5日間5分割で実施した。治療を終えて紹介の大学病院へ戻ったが、治療から3ヵ月後のPETCT（図2）で胸椎転移は消退を示し、局所の疼痛も改善された。

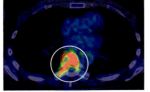
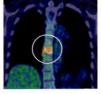

図1 治療前のPETCT。赤く見える部位が胸椎転移を示す

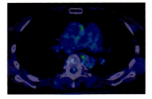
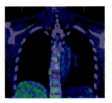

図2 治療から3ヵ月後のPETCT。治療前にみられた胸椎転移は消失を示した

治療例❹ 髄芽腫の髄膜播種　　10歳未満男性

7年前に、大学病院で小脳虫部を占拠する大きな腫瘍（図1）について手術治療が実施された。病理診断は髄芽腫だった。術後は小脳病変部位について陽子線治療が約1ヵ月半かけて実施された。

術後4年を経て、頸髄7番C7、胸髄10～11番Th10~11（図2）に髄膜播種がみられたため、サイバーナイフの治療を紹介され来院した。

治療計画図を作成し、治療は頸髄播種、胸髄播種それぞれを5日間5分割で実施。治療後は大学病院に戻ったが、2年後に右下肢の痛みを訴えて馬尾レベルに腫瘍（図3）が増大したため再度、治療のため来院した。治療計画図を作成し、馬尾部の播種は4日間4分割で治療を実施した。

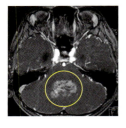
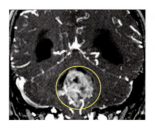

図1 手術治療前のMR。小脳虫部に大きな腫瘍がみられる

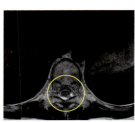

図2 治療前のMR。胸椎10～11に脊髄播種がみられる

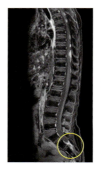

図3 2回目の治療前のMR。2年前の治療部位の播種は縮小傾向を示したが、馬尾に播種したやや大きめの腫瘍がみられる

2 脳動静脈奇形の治療

〈脳動静脈奇形とは〉

　脳動静脈奇形（AVM）とは、脳内の動脈と静脈が毛細血管を経由せず、直接つながることによって血管の塊ができることをいいます。この塊のことを「ナイダス」と呼びます。ナイダスは、胎児期から小児期にかけて発生する先天性のものが多く、知らないうちに大きくなり、脳出血などを引き起こす要因となります。

　ナイダスができる場所により、てんかん発作の原因のほか、頭痛、嘔吐、痙攣などを引き起こすことがあります。脳動静脈奇形は、麻痺や痙攣などの自覚症状や、出血などの事態が生じなければ、気づかないこともあるのが特徴です。

　ナイダスのできた場所、大きさなど、さまざまな状態を勘案し、適切な治療をする必要があります。ナイダスは通常の血管に比べて血管壁が弱く、出血しやすくなっています。日頃から脳ドックなどで定期的な検査をするなど、脳の状態をチェックしておくことが肝要です。

● 脳の正常な血管と脳動脈整脈奇形

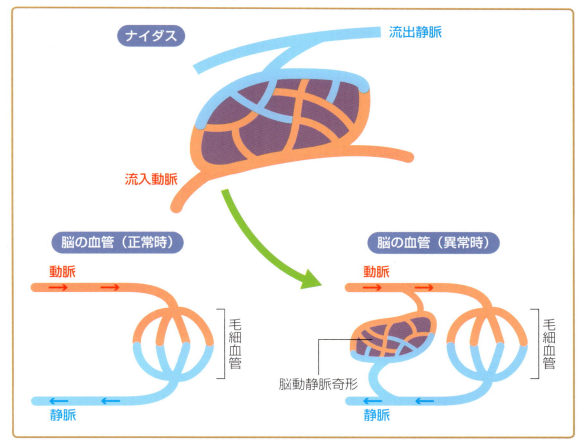

1 脳動静脈奇形（てんかん発症） 30代男性

[症状] 10年前、就業中に意識消失発作をはじめて起こしました。その後、同様の発作が何度か繰り返すので近くの総合病院の脳神経外科を受診しました。MR検査で左前頭葉に大きな脳動静脈奇形がみつかり（図1）、治療は困難なので大学病院を受診するように勧められました。

大学病院では血管撮影を含む精査が行われ（図3）、治療は血管内塞栓術、開頭手術、ガンマナイフなどの組み合わせにより行うが、大変困難との説明を受け、発作止めの内服薬でしばらく経過観察することになりました。その後治療の相談のため、家人とともに紹介状を持って当院へ来院されました。

[治療経過] よく説明をした後、治療のための画像検査を済ませ、外来通院により3日間3分割でサイバーナイフの定位放射線治療を実施しました。脳動静脈奇形の体積は20.5 ccでした。

[治療後] 定期的に経過観察が続けられましたが、治療から2年を超える頃より脳動静脈奇形は縮小傾向が明らかとなり、3年6ヵ月後には完全に縮小消失したことが確認されました（図2、4）。治療後、現在まで特別問題はなく、変わらず通常の生活と就業を続けています。

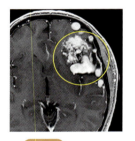
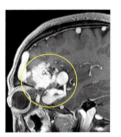

図1
治療前のMR（横断）

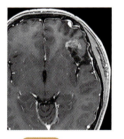

図2
治療から3年6ヵ月後のMR（横断）。大きな脳動静脈奇形は治療後、縮小消退を示した

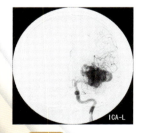

図3
治療前の血管撮影正面像。大きな脳動静脈奇形がある

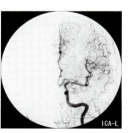
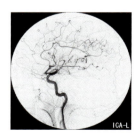

図4
治療後の血管撮影側像。大きな脳動静脈奇形は縮小消退を示した

2 脳出血で発症した脳動静脈奇形　　30代女性

[症状] 5年前の9月、突然激しい頭痛が出現し、近くの総合病院を受診したところCTで脳室内出血と診断を受け入院となりました。入院した翌日に血管撮影検査（図1）が行われ、右の側頭葉内側の大脳基底核に大きな脳動静脈奇形が存在し、この破裂により出血を来したと診断されました。そのまま2週間、内科的な治療で入院し症状が軽快したため退院しましたが、脳神経外科の受診を勧められ10月に当院へ来院されました。

脳神経外科で治療法について充分な検討がされ、血管内塞栓術で脳動静脈奇形を縮小させた後に開頭手術をする方針となりました。12月に入院し、手術に先立って血管内塞栓術が行われましたが、直後に再度、脳動静脈奇形より出血し手術は中止されました。治療法について再度検討され、サイバーナイフの定位放射線治療を勧められました。

[治療経過] 翌年3月CT、MR（図3）の治療計画図を作成し、通院により3日間3分割でサイバーナイフの定位放射線治療を行いました。脳動静脈奇形の体積は4.5ccでした。

[治療後] その後は特段の症状や訴えもなく、6ヵ月ごとのMR検査で経過観察していましたが、脳動静脈奇形は次第に縮小してきました。治療から約1年5ヵ月後のMR（図4）では、脳動静脈奇形の縮小消失が確認できました。治療から2年後、血管撮影（図2）においても縮小消退が確認されました。今後も継続して経過を観察する予定です。

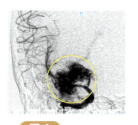
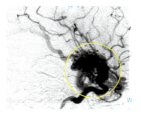

図1
治療前の脳血管撮影。右大脳基底核に大きな脳動静脈奇形がみられる

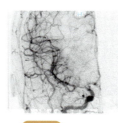
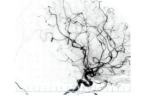

図2
治療から2年後の脳血管撮影。脳動静脈奇形はほぼ縮小消退を示した

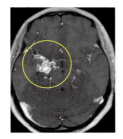
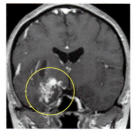

図3
治療前のMR。右大脳基底核に脳動静脈奇形がみられる

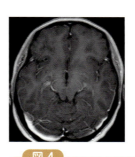
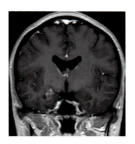

図4
治療から1年5ヵ月後のMR。脳動静脈奇形は著しい縮小消退傾向を示した

COLUMN 9

治療方法で議論がなされる脳動静脈奇形

脳動静脈奇形をサイバーナイフで治療する機会が少なからずあります。

脳動静脈奇形は胎生期に発生する血管構築の異常です。全身の血液は心臓の拍動で動脈に送り出されます。動脈は次々に枝分かれして毛細血管となります。毛細血管で脳の組織に動脈の含む栄養や酸素を供給して老廃物や二酸化炭素を受け取ります。その後は再び集まり静脈となり心臓に戻ります。

動脈→毛細血管→静脈の構造の中で毛細血管という大事な構造を通過せず、動脈の血液が直接静脈に流れ込むバイパスとなる異常な血管構造（ナイダス）が脳動静脈奇形の本体です。

動静脈奇形があるだけでは症状はあまりありませんが、動脈の高い圧力がナイダスや静脈に直接かかるため破裂すると、脳出血やクモ膜下出血を起こしたりします（出血発症型）。また手足のひきつけなどてんかん発作の原因となることもあります（てんかん発症型）。

出血していない脳動静脈奇形を積極的に治療した例と内科的に見守った例で、見守ったほうがその後、脳卒中や死亡する例が明らかに少なかったという衝撃的な報告が2014年のLancet誌に掲載され、どの時期にどういった例に治療をするのかどうか、最近いろいろと議論や見直しがなされてきています。

治療例❶　脳動静脈奇形　　　　　　　　　　　40代女性

6年前の7月、突然、くも膜下出血を発症して近くの脳神経外科病院へ搬送された。脳神経外科では左内頸動脈瘤と左前頭葉の脳動静脈奇形と診断し、左内頸動脈瘤よりの出血と判断され（図1）動脈瘤の血管内治療が実施された。

治療後、脳梗塞を併発して右片麻痺、失語症が出現したためリハビリテーション病院へ転院。翌年10月、脳動静脈奇形の治療のため紹介されて装具を付けての歩行が可能であり、会話も可能な状態のなかで来院した。

CT、MR（図2）で治療計画図を作成し、治療は3日間3分割で実施した。脳動静脈奇形の体積は7.7ccだった。治療後は1年ごとにMR追跡が実施され、5年後には脳動静脈奇形はほぼ縮小消退したことが確認された（図3）。

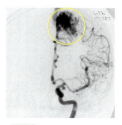
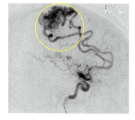
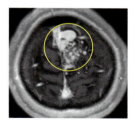
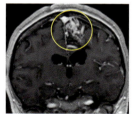

図1 前医での治療前の血管撮影。左内頸動脈瘤と左運動領の脳動静脈奇形がみられる

図2 治療前のMR。右前頭葉の運動領に脳動静脈奇形がみられる

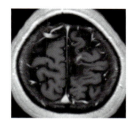
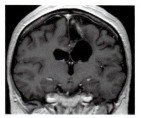

図3 治療から5年後のMR。脳動静脈奇形は縮小退縮をみせている

治療例❷ 脳動静脈奇形（運動麻痺）　　40代男性

　6ヵ月前より右半身、特に下半身に違和感や震えを自覚し、近くの脳神経外科を受診した。左前頭葉の比較的大きな脳動静脈奇形を指摘され、治療のため紹介されて来院。右下肢に弱い運動麻痺があり、スリッパがときに脱げたりした。

　MR（図2）で左前頭葉の運動領に脳動静脈奇形や、血管撮影で左右の導入血管導出静脈なども確認された（図1）。手術治療による右半身の運動麻痺の悪化を避けることを配慮し、サイバーナイフの治療を行うことになり、治療計画図を作成し、通院により3日間3分割で治療を実施。脳動静脈奇形の体積は4.5ccだった。

　治療後、抗痙攣剤内服にて経過観察していたが、時々、右下肢に限局した痙攣がみられることがあった。その後、脳動静脈奇形は次第に縮小消退傾向を示し、4年後のMR（図3）でほぼ縮小消失したと判断された。

　以後は治療前と同様に、変わらず仕事に従事している。

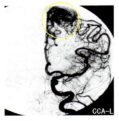
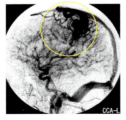
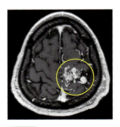
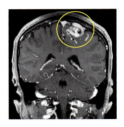

図1 治療前の脳血管撮影。左運動領に大きな脳動静脈奇形がみられる

図2 治療前のMR。左運動領に脳動静脈奇形がみられる

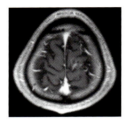
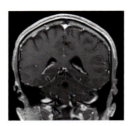

図3 治療から4年後のMR。脳動静脈奇形は縮小消失した

治療例❸ 正常分娩にいたった脳動静脈奇形　　20代女性

　来院する3ヵ月前に勤務中に突然、気分不快を訴えて嘔吐し、近くの市立病院の脳神経外科へ入院した。左側頭葉の小さな脳出血と診断され、原因は脳動静脈奇形であり、手術治療が望ましいこと、病変の部位が優位半球の左側頭葉であり失語症、認知障害、視野障害など深刻な機能障害の後遺症の可能性が高いことの説明があった。その後、治療を求めて当院へ来院した。

　よく説明した後、CT、MR（図1）を撮り、治療計画図を作成後、3日間3分割のサイバーナイフ治療を実施。脳動静脈奇形の体積は5.5ccと大きなものだった。その後、定期的に年1～2度、経過観察を続け、2年後には明らかな縮小傾向がみられ、5年後にはほぼ縮小消退が確認された（図2）。この確認の3ヵ月後、妊娠38週で約3,000gの男児を正常分娩で出産し、1ヵ月後の検診で母子ともに異常を認めないことが産婦人科医より報告があった。

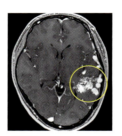
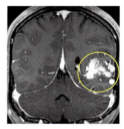

図1 治療前のMR。左側頭葉に脳動静脈奇形がみられた

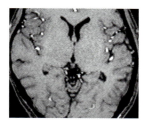
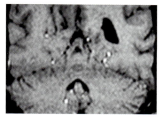

図2 治療から5年後のMR。脳動静脈奇形はほぼ縮小消退を示した

治療例❹ 大きなeloquent脳動静脈奇形（めまい） 30代男性

　12年前、9月に夜勤の仕事をしていて"めまい"を自覚したので、近くの総合病院の脳神経外科を受診。MRで左側頭葉に比較的大きな脳動静脈奇形があることを指摘された。その年の暮れ12月に同院で脳血管撮影が行われ脳動静脈奇形について手術、血管内治療、ガンマナイフなど治療法が検討されたが、結局、治療は困難で慎重に経過観察となった。

　10年前に脳神経外科専門の病院へ治療について相談のため受診したが、治療は同様に大変に困難を極めることから、引き続き経過観察が続けられた。7年前の11月に治療を求めてサイバーナイフ治療の相談に来院した。放置したときの出血の可能性とそのときの障害の程度などもよく検討し、CT、MR（図1）で治療計画図を作成し、3日間3分割で治療を実施した。脳動静脈奇形の体積は8.7ccと大きなものだった。

　その後、年に2回の経過観察が行われ、脳動静脈奇形は次第に縮小傾向をみせて、3年後にはほぼ消失と判定された（図2）。現在、治療から7年が経過して年に1度経過観察が続いているが、何ら生活や就業上の不都合な症候はみられていない。

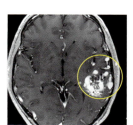
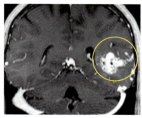

図1 治療前のMR。左側頭葉に大きな脳動静脈奇形がみられる

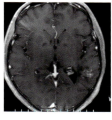
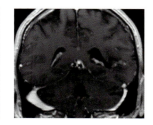

図2 治療から3年後のMR。脳動静脈奇形は次第に縮小消退傾向を示し、ほぼ消退するにいたった

3 転移性脳腫瘍の治療

〈転移性脳腫瘍とは〉

　転移性脳腫瘍とは、脳以外の部位（たとえば体幹部など）に生じた腫瘍細胞などが血管を通って脳にいたり、脳内などに腫瘍が増殖する、いわゆる転移により生じた腫瘍をいいます。転移性脳腫瘍の原発は、肝臓がんや乳がんなどさまざまな要因が考えられます。

　転移性脳腫瘍かどうか、当初は分からないため、脳腫瘍が原発であるなしにかかわらず、こうした転移性も視野に入れた検査と、有効な治療法を提供することも肝要です。そこで、PETCTなどで体幹部などに病変が発見された場合は、専門医と連携して、しかるべく対処が求められます。

　治療により患者さんの受ける負担を考慮するなら"からだにやさしい"望ましい治療が必要です。視力視野狭窄、複視、顔面痛、顔面麻痺、嚥下障害、失語、運動麻痺、失調、頭痛等の脳転移が原因と思われる症状を来したときに、脳の機能を温存しつつ、症状を改善して生命の危機回避に導くうえで、サイバーナイフ治療は大変有効な治療になると考え、日々、診療を実施しています。

● **多発性転移性脳腫瘍**

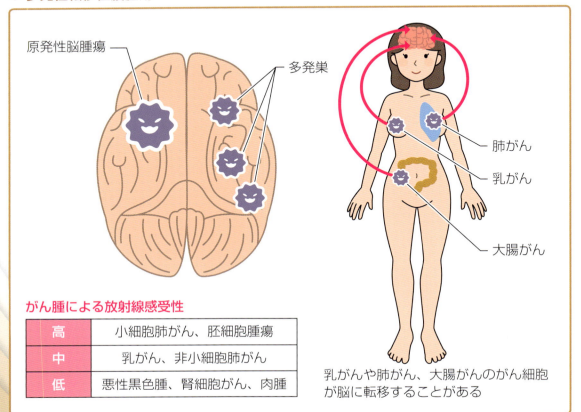

乳がんや肺がん、大腸がんのがん細胞が脳に転移することがある

がん腫による放射線感受性

高	小細胞肺がん、胚細胞腫瘍
中	乳がん、非小細胞肺がん
低	悪性黒色腫、腎細胞がん、肉腫

1 転移性脳幹部（橋）腫瘍（肺小細胞がん）　　　　　　　　50代男性

[症状] 2年前の10月、健康診断で肺病変が疑われ大学病院を経由して当院へ来院されました。

翌年2月より小細胞肺がん〈T3N3M1〉の診断により、放射線化学療法を開始。3月末に副腎転移についてサイバーナイフの治療の依頼がありました。

[治療経過] 治療計画図を作成しましたが、やや呂律が回りにくいことにより脳MR（図1）を実施したところ、脳幹部（橋）にやや大きな転移性腫瘍が確認されました。4月、副腎転移の治療と合わせて脳幹部（橋）の転移性腫瘍のMR治療計画図（図3）を作成後、3日間3分割で治療を実施しました。腫瘍体積は0.73ccでした。

[治療後] その後、呼吸器内科で追跡していますが、治療から1年1ヵ月後のMR（図2）では脳幹部の転移性腫瘍は消退していることが確認されており、通常の会社勤務を続けています。

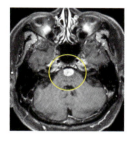
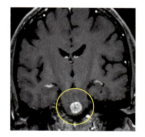

図1
治療前のMR。脳幹部（橋）に転移性腫瘍がみられる

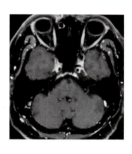
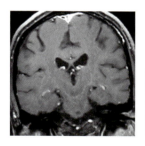

図2
治療から1年1ヵ月後のMR。脳幹部（橋）の転移性腫瘍は消退していることが確認された

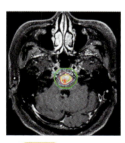
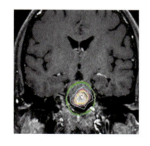
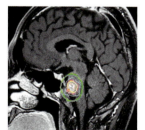

図3
MR治療計画図。赤い線で囲まれている部分が脳幹部（橋）の転移性腫瘍を示す

2 甲状腺濾胞がんの頭蓋骨転移と脳下垂体転移　40代男性

[症状] 9ヵ月前に右頸部腫瘤を訴えて大学病院の頭頸科を受診し、画像検査や生検検査を受けた結果、右甲状腺濾胞がんとその頭蓋底転移を指摘され、まず同大学で甲状腺濾胞がんの摘出手術が行われました。

手術後、転移病巣の治療については通常通り、放射性ヨウ素アイソトープ治療のため甲状腺専門の病院へ紹介されました。甲状腺専門の病院では頭痛が激しいこと、だるく疲れやすいことを訴えるため、大きな頭蓋骨転移について手術あるいは放射線治療などが望ましいと考え、当院へ紹介され来院されました。

[治療経過] MR、CTで病変を確認し、PETCTで全身多発転移を検索し、大きな後頭蓋窩小脳硬膜外転移（図1）と脳下垂体転移（図3）について優先して治療計画図を立て、それぞれ大きな後頭蓋窩腫瘍は7日間7分割で、脳下垂体転移は5日間5分割で治療を実施しました。

治療期間に脳下垂体機能検査も進め、転移により脳下垂体機能低下を来しており、副腎皮質ホルモンを内服補充することで、自覚していただるさや倦怠感は一掃されました。

[治療後] 治療から3ヵ月後のMR（図2、4）、PETCTで治療した腫瘍はそれぞれ縮小退縮傾向が確認されました。

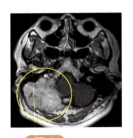
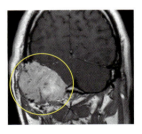
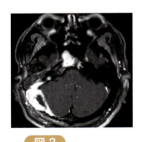
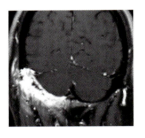

図1
治療前のMR。右の後頭蓋窩小脳硬膜外に大きな転移性腫瘍を認める

図2
治療から3ヵ月後のMR。腫瘍は著しく縮小退縮を示す

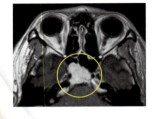
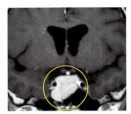

図3
治療前のMR。脳下垂体に大きな転移性腫瘍を認める

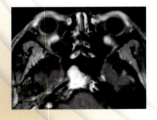
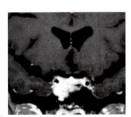

図4
治療から3ヵ月後のMR。脳下垂体転移性腫瘍は縮小退縮を示す

COLUMN 10

転移性脳腫瘍に対するサイバーナイフの定位放射線治療

　転移性脳腫瘍の患者さんを眼前にして治療に臨むとき、いつも思うことがあります。それは、サイバーナイフの定位放射線治療という治療法でできることは、肉体的にはそれほど強い負担をかけることなく局所のがん病変を正確に、そこだけ治療することにより、差し迫る生命の危険を何とか回避、解消することに尽きるということです。

　脳転移が出ないように予防することは残念ながら難しいというのが実情です。したがって、サイバーナイフの治療後は、全身のがんと闘う治療医との共同作戦がとれるようにつなぐことが重要になると考えています。

　従前よりそれぞれの治療法での転移性脳腫瘍の治療後の生命予後は、以下のようにいわれています。

　ステロイド投与…３ヵ月
　全脳照射…………３〜８ヵ月
　手術＋全脳照射…９〜12ヵ月
　定位放射線治療〈SRS〉（ガンマナイフ）
　　………………７〜10ヵ月

　これらの治療法と比較して、サイバーナイフの定位放射線治療〈SRT〉がどのような成績をもたらしているのかを示した数字は、現時点で明らかではないようですが、risk aversion（生命の危険回避）、symptomatic improvement（症状の改善）、fuctional preservation（機能の温存）を目的にこの治療を実施していて、今までの治療に勝るとも劣らないものであると感じています。

治療例❶　転移性脳幹部（延髄）腫瘍（肺腺がん）　　50代男性

　２年前の年末、食思不振、動作緩慢、尿失禁などで大学病院を受診し、肺がんを原発とする脳転移と診断。年明け１月に左脳転移について開頭手術を実施、肺腺がんの転移と診断された。

　多発脳転移にてサイバーナイフの治療を紹介されて来院。CT、MR（図１）で治療計画図を作成し、脳幹部（延髄）腫瘍について３日間３分割で治療を実施した。腫瘍体積は0.97ccだった。このとき、前頭葉に２つの転移性腫瘍も合わせて治療を実施。それぞれ３日間３分割による治療で、体積は15.5ccと7.1ccだった。

　その後、呼吸器内科で化学療法を実施、会社勤務に復した。１年６ヵ月後のMR（図２）で、治療後の転移性脳腫瘍はほぼ消退していることが確認された。

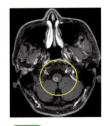
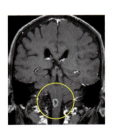

図1 治療前のMR。延髄の右側に転移性腫瘍がみられる

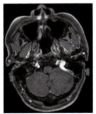
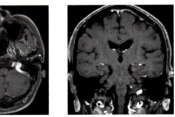

図2 治療から1年6ヵ月後のMR。延髄の腫瘍は消退してみられない

治療例❷　乳がんの大きな転移性脳腫瘍　60代女性

　10年前に発症したホルモン反応性左乳がんで、治療後は経過観察をしていたが、5年前、約2週間の間に約左上下肢の動きが悪くなり、頭痛と嘔気が伴ったため救急で総合病院を受診し入院。MRで脳転移がみつかり手術治療を勧められた。

　手術に代えて放射線治療を本人と家人が希望したことから紹介されて来院。MR（図1）で右大脳運動領に大きな転移性脳腫瘍がみられた。治療計画図の作成を済ませ、5日間5分割で治療を実施した。

　治療から1年後のMR（図2）の経過観察では、腫瘍はほぼ消退退縮しているのが確認された。

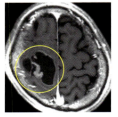
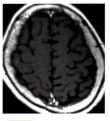

図1 治療前のMR。右大脳運動領にのう胞を形成する大きな転移性脳腫瘍がみられる

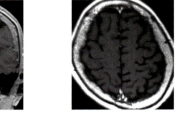

図2 治療から1年後のMR。治療前にみられた脳腫瘍はほぼ消退退縮している

治療例❸　肺小細胞がんの小脳転移　60代男性

　1年2ヵ月前に咳が続くので近医を受診したところ肺がんを疑われた。紹介された総合病院で精査の結果、肺門部の肺小細胞がんの診断を受けて肺門部の放射線治療と化学療法を開始。1ヵ月前よりフラフラする失調が目立ち、食欲がなくなってきたので脳MRを撮ったところ右小脳転移がみつかり、治療のため紹介されて来院した。

　MR画像検査（図1）を済ませて3日間3分割でサイバーナイフの治療を実施。治

療後、総合病院へ戻ったが小脳失調はほどなく改善し、6ヵ月後のMRで治療部位の腫瘍は消失していることが確認された（図2）。

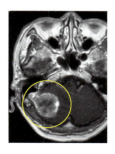

図1　治療前のMR（横断像）。右小脳転移性腫瘍が視認できる

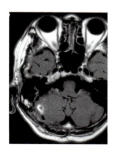

図2　治療から6ヵ月後のMR（横断像）。治療前の右小脳転移性腫瘍は治療後、消失傾向を示している

治療例❹　転移性脳腫瘍（卵巣がん）　60代女性

10年前に自宅近くの総合病院婦人科で卵巣がんの手術を受けた。治療から2年後になり、日時を間違える、人を間違えるなど日常生活で忘れごとが多くなった。病院でMR（図1）撮影したところ、左大脳基底核部に大きな脳転移があることが分かったことから、紹介されてサイバーナイフの治療のため来院した。

治療計画図を作成し、治療は5日間5分割で実施。腫瘍体積は23ccだった。治療から4ヵ月後のMR（図2）では、腫瘍は縮小消退をみせていることが確認された。

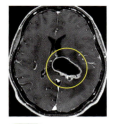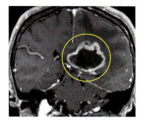

図1　治療前のMR。左大脳基底核部に大きな、のう胞性の転移性腫瘍がみられる

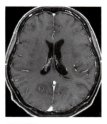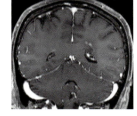

図2　治療から4ヵ月後のMR。転移性腫瘍は縮小消退を示した

4 悪性グリオーマの治療

〈悪性グリオーマとは〉

　脳や脊髄といった中枢神経系の神経細胞をさまざまなかたちで補佐する細胞があり、これをグリア細胞あるいは神経膠細胞と呼んでいます。悪性グリオーマは、この神経膠細胞（グリア細胞）ががん化した悪性脳腫瘍で、神経膠腫とも呼ばれます。

　グリオーマのような悪性脳腫瘍分類法は、体幹部に生じた悪性腫瘍の進行度に応じて分類するTNM分類やステージ分類ではありません。代わって、Grade（グレード）と呼ばれる分類法により、軽度Ⅰから重度Ⅳまで数字で示します。

　GradeⅠはまだ腫瘍も小さく、外科的手術によって切除することは比較的可能ですが、GradeⅡ以上で、病変部が脳内の深奥であるとか、神経や血管に絡んでいると手術は困難を来すほか、侵襲性も高くなり、麻痺やしびれなどの後遺症を生じさせるおそれがあります。

　そこで、病変部の位置や大きさ、患者さんの年齢や症状に応じて、低侵襲のサイバーナイフによる定位放射線治療を行うことも選択肢の一つとして考えられます。

● 悪性グリオーマの分類と広がり

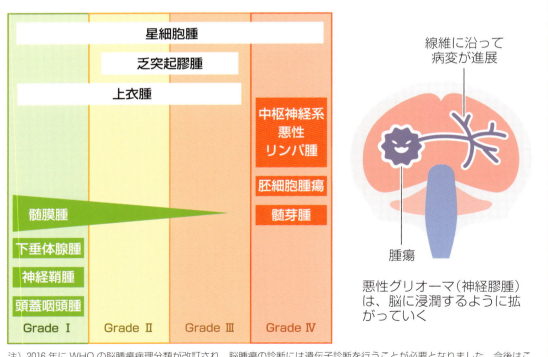

注）2016年にWHOの脳腫瘍病理分類が改訂され、脳腫瘍の診断には遺伝子診断を行うことが必要となりました。今後はこの新しい遺伝子診断を考慮した治療方針が示されてゆくことになると思います。上図はこれまでの診断に従った分類になります。

1 神経膠芽腫（グリオブラストーマ） ‥‥‥‥‥‥‥‥‥‥‥ 60代男性

[症状] 連休明けの５月、１ヵ月前頃より物忘れが悪化してきたとの訴えで、家人に付き添われて脳神経外科を受診しました。仕事場が分からなくなる、病院を受診するにも保険証を持参しないなど、会話がややかみ合わない状態をみせました。

ＭＲ（図１）左側頭葉に大きな腫瘍がみられ、周辺の脳浮腫を伴うため入院となりました。画像検査や麻酔の準備を済ませた５日後、開頭腫瘍摘出術が実施されました。術後の病理診断は神経膠芽腫（グリオブラストーマ）〈GradeIV〉と確定しました（図２）。

[治療経過] 術後、化学療法を開始することと合わせてサイバーナイフの治療依頼があり、ＣＴ、ＭＲ画像で治療計画図（図４）を作成し、治療は５日間５分割で実施しました。腫瘍体積は24.4ccでした。

[治療後] 脳神経外科で化学療法が繰り返され、年末、サイバーナイフ治療から７ヵ月後のＭＲでは腫瘍の縮小退縮が確認されました（図３）。

しかし、翌年の４月、再度左頭頂部に局所の再発がみられたことから、この部もサイバーナイフの治療を追加しました。脳神経外科では12月、病状が進行し治療が断念されました。

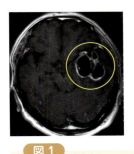
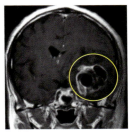

図１
手術前のＭＲ。左側頭葉に多胞性の脳浮腫を伴い正中偏移を来す大きな悪性腫瘍がみられる

図２
手術から２週間後、サイバーナイフ治療前のＭＲ。正中偏移は改善し縮小した腫瘍の残存がみられる

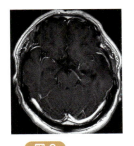
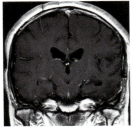
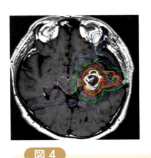
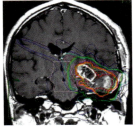

図３
サイバーナイフ治療から７ヵ月後のＭＲ。腫瘍と脳浮腫は縮小退縮を示した

図４
ＭＲ治療計画図。赤い線で囲まれている部分が術後残存腫瘍を示す

2 脳幹部神経膠腫 ………………………………………………………… 20代女性

[症状] 5年前の年初より体調の不調があり、特にものが二重にみえる、左半身がしびれることを自覚しました。近くの眼科、総合病院を経て大学病院脳神経外科を受診したところ、MR検査などで脳幹部腫瘍との診断をされ、治療の説明がありました。その後、治療の相談を希望して当院脳神経外科を受診しました。

組織検査をして放射線化学療法を受けるかどうかなど検討を重ねたうえで、サイバーナイフの定位放射線治療について相談となりました。このとき、多発脳神経麻痺、眼球運動障害など脳幹部症候を認めました。本人と家人に充分相談した後、その他の治療に先駆けてサイバーナイフの治療を実施することになりました。

[治療経過] CT、MR（図1）検査を済ませてから治療計画図（図3）を作成後、通院で17日間10分割による治療を遂行しました。腫瘍体積は3.7ccでした。

[治療後] 定期的に経過観察が行われましたが、約6ヵ月経過した頃にいくつかの脳神経症候が出ては消える時期を過ぎ、次第に安定した時期を迎え、症状はほぼ消退しました。5年後のMR（図2）では腫瘍は縮小消退していることが確認されました。治療後は学生生活を続け、大学を無事に卒業するにいたりました。

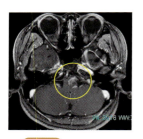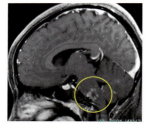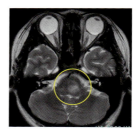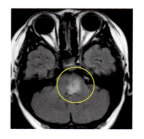

図1
治療前のMR。各条件の撮影でそれぞれ脳幹部に腫瘍が確認された

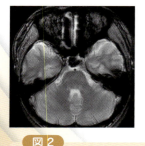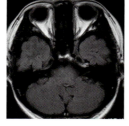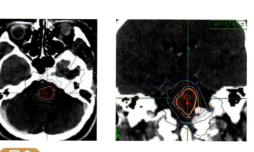

図2
治療から5年後のMR。脳幹部の腫瘍や浮腫は消退している

図3
CT治療計画図。赤い線で囲まれた部分が腫瘍を示す

COLUMN 11

悪性グリオーマの治療は原則に従って対応

　悪性グリオーマ（神経膠腫）の治療の原則は、可能な限り手術的に腫瘍を摘出し、病理診断後に放射線治療および化学療法を行うことです。脳神経外科の求めに応じて手術、化学療法等の他の治療法と合わせて、治療の一環としてサイバーナイフの定位放射線治療を実施することもしばしば行っています。

　腫瘍の存在する部位により（例えば脳幹部）あるいは治療をする腫瘍の体積により分割回数（5～12回）や処方線量を慎重に検討して、個々の例の条件に柔軟に考慮して治療計画を作成し、対応することが肝要かと思われます。予防的に必要以上に広い腫瘍周辺まで照射の対象に加えることは極力控えて、充分に腫瘍だけを標的にして治療計画を作成する定位放射線治療の手法の原則は変わりありません。

治療例❶　退形成星細胞腫〈Grade Ⅲ〉　　40代女性

　2年前に初めてけいれん発作を起こし、大学病院へ搬送された。MRで左基底核より島におよぶ神経膠腫が疑われた。4月に再度けいれん重積発作を起こし、手術治療の方針が示され、治療の相談のため来院。脳神経外科で6月に開頭手術が行われ、病理診断は退形成星細胞腫〈Grade Ⅲ〉と確定した。7月に化学療法を加えるに伴い、サイバーナイフの治療を依頼され、CT、MR（図1）画像を撮り、治療計画図を作成し、治療は10日間10分割で実施した。腫瘍体積は86.6ccだった。

　その後は化学療法が続けられ、5ヵ月後のMRで腫瘍は縮小消退したことが確認された。さらに翌年4月にけいれん発作が続き、失語症の状態を示したことから、5月にMRで左側脳室壁に再発腫瘍を確認し、再度、5日間5分割でサイバーナイフの治療を追加した。腫瘍体積は16.8ccだった。この部の腫瘍は4ヵ月後のMR（図2）で縮小消退を確認した。化学療法、抗けいれん剤の投与で治療は継続中。

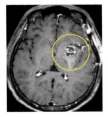
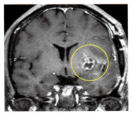

図1　開頭腫瘍摘出1ヵ月後のMR。左大脳基底核より島におよぶ腫瘍がみられ周辺へ浸潤している様子がみられる

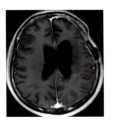
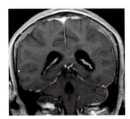

図2　2回目のサイバーナイフ治療から4ヵ月後のMR。腫瘍は縮小消退を示した

治療例❷　上衣腫〈Grade Ⅱ～Ⅲ〉　70代女性

　10年前に大学病院で開頭手術が行われ、病理診断は上衣腫〈GradeⅡ～Ⅲ〉だった。3年後に再発しガンマナイフを実施。その5年後に再発し2度目の摘出手術が実施された。

　その1年後、腫瘍増大がみられたことから、サイバーナイフの治療依頼があり来院。CT、MR（図1）撮影後、治療計画図を作成し、5日間5分割によるサイバーナイフ治療を実施。腫瘍体積は2.5ccだった。治療から1年後のMRでは、腫瘍は縮小消退していることが確認された（図2）。

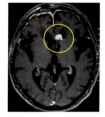
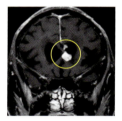

図1　サイバーナイフの治療前のMR。左前頭部脳室内に再発腫瘍がみられた

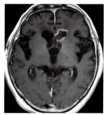
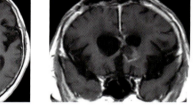

図2　治療から1年後のMR。腫瘍は縮小消退を示した

治療例❸　脳幹部神経膠腫　40代女性

　2年前、近くの脳神経外科で紹介された大学病院で右外転神経麻痺が確認され、脳幹部神経鞘腫が疑われた。1ヵ月半の放射線治療を勧められたことから、当院の脳神経外科に来院。サイバーナイフの少数回分割定位放射線治療を勧められ、CT、MR（図1）を撮り、治療計画図を作成し、10日間10分割で治療を実施。腫瘍体積は8.7ccだった。治療後、左上下肢の軽い麻痺、飲み込み難さ、複視も少しずつ改善傾向をみせた。治療から1年8ヵ月後のMRでは、腫瘍の縮小傾向が確認された（図2）。

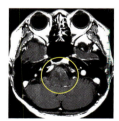
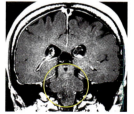

図1　治療前のMR。脳幹部（橋～延髄）の右側に腫瘍がみられる

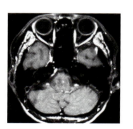
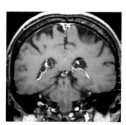

図2　治療から1年8ヵ月後のMR。腫瘍は縮小消退傾向をみせていることが確認された

5 比較的まれな腫瘍の治療

〈比較的まれな腫瘍とは〉

　脳内などにできる腫瘍の中で、血管周皮腫と呼ばれる珍しい腫瘍があります。これには別名がいくつかあり、血管周皮細胞腫、血管外皮細胞腫などとも呼ばれます。脳神経外科医では「ヘマンジオペリサイトーマ」という名称がよく使われます。

　この腫瘍の特徴は、全身に転移すること、再発率が高いことが挙げられます。髄膜や硬膜に発生することが多く、髄膜腫と似ていることや、頭蓋底にできる神経鞘腫などにも似ているという特徴があります。

　その多くは良性腫瘍といわれますが、良性悪性にかかわらず腫瘍を取りきれるかどうかは、腫瘍のできた場所や、大きさなどにもよります。

　もうひとつ、脳室内髄膜腫があります。脳は硬膜と髄膜の二層の膜に覆われています。内側の髄膜に生じた腫瘍を、髄膜腫といいます。髄膜腫が大きくなると脳を圧迫し、圧迫された部位の神経や血管に影響を与えます。

　血管周皮腫も脳室内髄膜腫も頻度が高い病気ではありません。しかし、手術をするには病変部によって脳への侵襲が高くなることから、場合によってはサイバーナイフによる定位放射線治療を実施することも肝要です。

● 血管周皮腫と脳室内髄膜腫

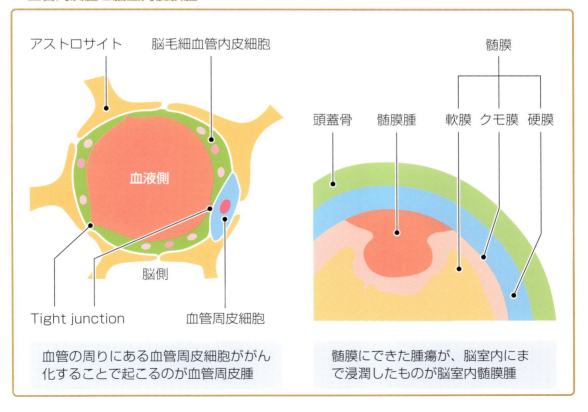

血管の周りにある血管周皮細胞ががん化することで起こるのが血管周皮腫

髄膜にできた腫瘍が、脳室内にまで浸潤したものが脳室内髄膜腫

1 血管周皮腫（孤在線維性腫瘍） 30代男性

[症状] 5年前の2月、二重に重なってみえる複視を自覚して近くの脳神経外科を受診し、MR（図1）で右小脳テント部に腫瘍を指摘され、紹介のうえ来院されました。滑車神経麻痺を呈して正面視でも二重にみえるようでした。手術が実施され、腫瘍の病理診断は繊維性髄膜腫で異形の傾向を示すとのことでした（MIB-1 index 8.2％）。

手術から8ヵ月後のMRで残存腫瘍が増大傾向を示すので再度、摘出手術を実施。手術直後のMRでわずかな残存がみられる状態で、病理診断は血管周皮腫で分裂能がさらに大きいことが判明しました（MIB-1 index 15％）。

[治療経過] この手術から5ヵ月後、MR（図2）で腫瘍の増大が確認されたため、MRによる治療計画図（図4）を作成し3日間3分割でサイバーナイフの治療を実施。腫瘍体積は1.0ccでした。サイバーナイフ治療から1年10ヵ月後のMRでは腫瘍は縮小を示していましたが、2年8ヵ月後のMRでは腫瘍は再び増大をみせました。

そこで再度、摘出手術が行われ、病理診断は血管周皮腫〈GradeⅢ〉（孤在線維性腫瘍）でした（MIB-1 index 16.1％）。術後のMRを撮り、再度サイバーナイフの治療計画図を作成し、治療は5日間5分割で実施しました。腫瘍体積は15.2ccでした。

[治療後] この治療から1年2ヵ月後のMRでは、腫瘍は縮小を維持していることが確認されました（図3）。この後も経過観察が続けられています。

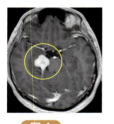
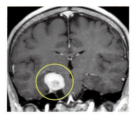

図1
5年前の来院時のMR。右小脳テントに沿ってやや不規則な形の腫瘍がみられる

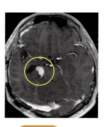
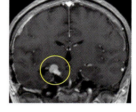

図2
サイバーナイフ治療前のMR。2度目の手術から5ヵ月後のMRで腫瘍が増大していることが確認された

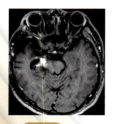
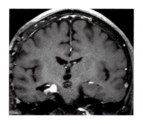

図3
2回目のサイバーナイフ治療から1年2ヵ月後のMR。腫瘍は著明に縮小退縮をみせている

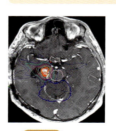
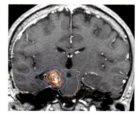

図4
MR治療計画図。赤い線で囲まれている部分が腫瘍を示す

2 大きな左脳室内髄膜腫　　60代女性

[症状] 前医の病院を受診する2年前頃より、右半盲、書字が困難、計算ができないなどの症状に陥り、物忘れが目立つなどの自覚はありました。右半盲を訴えて前医病院の眼科を受診し、頭蓋内疾患を疑われ脳神経外科で検査しました。

MRや血管撮影が実施され、大きな左側脳室後角の髄膜腫が存在し、この腫瘍の圧迫により症状の出現が考えられ手術が予定されました。しかし、本人がサイバーナイフへのセカンドオピニオンを希望したことから、4年前に当院へ来院されました（図1）。

[治療経過] 診察で右同名半盲、計算障害、左右失認、記銘力低下がみられ、腫瘍が大きく周辺への圧迫が明らかだったので手術治療を進言し、前医で開頭手術が実施されました。手術治療から1年後の3年前に手術治療後症候は改善し、良好な経過をみせていましたが、残存腫瘍が増大傾向とのことで再度紹介され来院されました（図2）。

腫瘍の再増大を抑制する目的でサイバーナイフの治療計画図を作成し（図4）、治療は通院により5日間5分割で実施しました。腫瘍の体積は4.8ccでした。

[治療後] その後は再び前医で経過観察が実施されていますが、3年後のMRでは腫瘍は増大傾向より縮小傾向をみせていることを確認することができました（図3）。

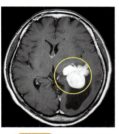
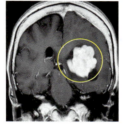

図1
4年前のMR（手術治療前）。左側脳室に大きな腫瘍がみられる

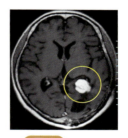
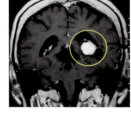

図2
サイバーナイフ治療前のMR。腫瘍は手術により体積が減じられていた

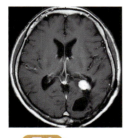
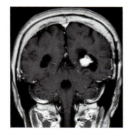

図3
サイバーナイフ治療から3年後のMR。腫瘍は増大傾向ではなくむしろ縮小傾向に転じたことが確認された

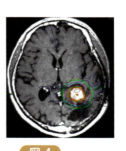
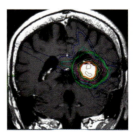

図4
MR治療計画図。赤い線で囲まれた部分が治療の標的の腫瘍を示す

3 血管外皮腫 ……………………………………………… 40代男性

[症状] はじめは14年前、頭頂部の頭皮に突出する腫瘤が出現し、次第に大きくなるため、近くの総合病院の脳神経外科を受診しました。腫瘍を摘出して病理検査した結果、血管外皮腫と診断されました。その後、大学病院を紹介されて25回放射線治療が行われました。

10年前に脳内に再発し、このときは同病院で定位放射線治療を行い、その後も2回脳内に再発したことから手術を実施し、さらに6年前には腰椎、腹腔内、脳内に再発したことから、サイバーナイフ治療を当院で実施しました。

[治療経過] 3年前の夏、症状は特にありませんでしたが、経過観察で頭部MR（図1）を撮ると右前頭葉の運動領近くに再発腫瘍がみられました。てんかん発作や運動麻痺が起こる前にCT治療計画図（図3）の作成を済ませ、5日間5分割で治療を実施しました。

[治療後] 治療から6ヵ月後のMR（図2）で腫瘍はほぼ消退をみせて、現在は何ら症状はみられません。

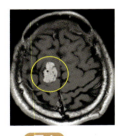
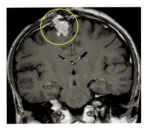

図1
治療前のMR。右前頭葉前運動領に腫瘍再発がみられる

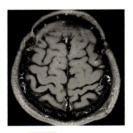
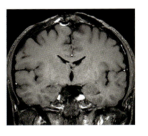

図2
治療から6ヵ月後のMR。腫瘍はほぼ縮小消退を示した

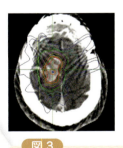
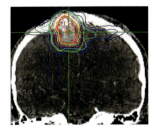
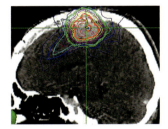

図3
CT治療計画図。赤い線で囲まれた部分が腫瘍を示す

4 脳室内異形髄膜腫 40代男性

[症状] 数ヵ月前より激しい肩こりがすると訴えて、5年前に近医を受診しました。疼痛の緩和を図りつつMR検査を受けると大きな脳室内腫瘍が指摘されたことから、紹介により、4年前に脳神経外科を紹介されて受診しました。

脳神経外科では、巨大で不規則な形の腫瘍（図1）を開頭腫瘍摘出術によって実施しました。非常に出血しやすい腫瘍で、組織はMIB-1が8.3％以上と分裂能の高い異形（悪性）髄膜腫との報告がありました。術後の残存腫瘍（図2）について、サイバーナイフの治療依頼がありました。

[治療経過] 手術から4ヵ月後にCT、MRにて治療計画図（図4）を作成し、4日間4分割で治療を実施しました。

[治療後] その後は経過観察が実施され、2年後と3年後（図3）のMRでは腫瘍は縮小・制御されていることが確認されました。その後も定期的に、外来で経過観察がなされています。

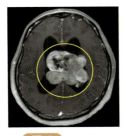
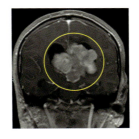

図1
4年前の手術治療前のMR。両側側脳室から第三脳室、大脳基底核に浸潤する大きな腫瘍がみられる

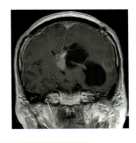

図2
手術治療から4ヵ月後のMR。手術の影響で正中偏移が残り、側脳室壁に残存腫瘍がみられる

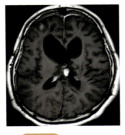
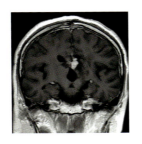

図3
治療から3年後のMR。残存腫瘍は縮小し、制御されていることが確認された

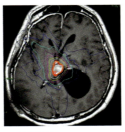

図4
MR治療計画図。赤い線で囲まれている部分が残存腫瘍を示す

COLUMN 12

血管周皮腫をサイバーナイフで治療する

最近、サイバーナイフの治療のために時々来院される珍しい腫瘍の中で再発率が高く、また全身によく転移する腫瘍があります。血管周皮腫、ヘマンジオペリサイトーマ、孤在線維性腫瘍、血管外皮腫などの名称で呼称されている腫瘍です。頭蓋内では硬膜、髄膜より発生するので、以前は髄膜腫のやや悪性の傾向を持つ腫瘍と考えられていました。

脳神経外科医、病理診断医との充分な打ち合わせが必要ですが、サイバーナイフの定位放射線治療で対応することが適した腫瘍であろうと、最近、認識を強くしています。

実は、しばらく頭蓋内の腫瘍として対応しているのですが、5年、10年と経過すると全身の骨や肝や脊椎、縦隔などあらゆるところに転移を示し、薬剤の治療が不可能な腫瘍ですので、そういった転移病変にも治療する機会が多くなってきています。

治療例❶　血管周皮腫（孤在繊維性腫瘍）　60代男性

2年前の夏、頭痛を訴えて内科を受診し、MRで左中頭蓋窩の大きな腫瘍を指摘。大学病院の脳神経外科を紹介された。脳神経外科でCT（図1）など画像検査を済ませ、開頭腫瘍摘出術が実施された。腫瘍の組織診断は血管周皮腫と確定し、3ヵ月後のMR（図2）で腫瘍の残存のないことを確認して経過観察を続けていた。ところが今年の夏に症状はないがMRで再度、腫瘍が再発したことが判明した。

再度の手術も考慮したが、腫瘍の組織より放射線治療の選択を勧められ、紹介によりサイバーナイフ治療のため来院された。CT、MR撮影後、治療計画図を作成し、治療は自宅からの通院により8日間8分割で実施した。腫瘍体積は23.6ccだった。治療後は紹介元の大学病院とともに経過観察を予定している。

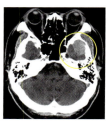 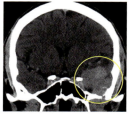

図1　最初の治療前のCT（2年前）。左側頭葉の大きな腫瘍が頭蓋底にまでおよんでいる

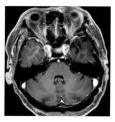 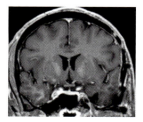

図2　2年前の手術から3ヵ月後のMR。腫瘍は摘出され残存する腫瘍はみられない

治療例❷ 血管周皮腫（孤在繊維性腫瘍） 70代男性

　7年前の2月、脳ドックを受けてCTで右小脳橋角部腫瘍を指摘された。近くの総合病院の脳神経外科を受診し、MRを撮り手術を勧められた。4月に別の脳神経外科の診察を受けてMR（図1）で経過観察をすることになった。それから5年前のMR（図2）で腫瘍の増大が明らかになったことから手術摘出を実施。腫瘍の組織診断は血管周皮腫（孤在繊維性腫瘍）だった。

　手術から5ヵ月後のMRで腫瘍の付着部に腫瘍残存が疑われたが、経過をみることになった。手術から1年後のMR（図3）で腫瘍付着部の残存腫瘍の増大が疑われ、サイバーナイフの治療を勧められて来院した。そこで治療計画図を作成し、治療は3日間3分割で実施した。腫瘍体積は0.26ccだった。

　治療から4年6ヵ月後のMRでは腫瘍付着部の増大はなく、症状も特になく安定した状態であることが確認された（図4）。

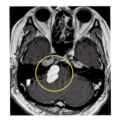
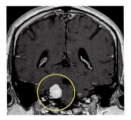

図1　7年前のMR。右小脳橋角部に形がやや不規則な腫瘍がみられる

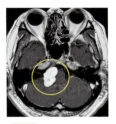
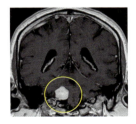

図2　5年前のMR。経過観察で右小脳橋角部の腫瘍は明らかな増大を示したので手術を実施した

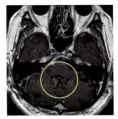
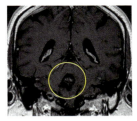

図3　手術から1年後のMR。腫瘍付着部の増大が懸念されるため付着部へのサイバーナイフ治療を勧められた

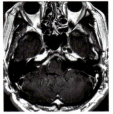
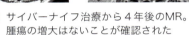

図4　サイバーナイフ治療から4年後のMR。腫瘍の増大はないことが確認された

COLUMN 13

手術に代えて脳室内髄膜腫を治療する

　ここでは脳室内の髄膜腫の治療例をいくつか提示します。頭蓋骨内にある脳は、外側の硬膜と内側のクモ膜の2つの膜で形成されている髄膜により包まれていますが、この髄膜より発生した腫瘍が髄膜腫です。

　髄膜腫は脳腫瘍の中で一番頻度が多くみつかる腫瘍で、脳腫瘍の5分の1以上を占めるとされ、1年間に人口100万人につき20数人で発見されると推定されています。髄膜腫は、脳そのものから生じる腫瘍ではなく、脳の外側の髄膜より発生して脳を外側から圧迫するできものです。したがって、慎重に治療を実施すれば脳を傷つけることなく、対処できる可能性があります。

　髄膜腫はそのほとんどが脳の表面から発生しますが、髄膜は脳の表面を覆うだけでなく脳室内の脈絡叢とともに脳室内にも分布しており、脳室内にも髄膜腫が発生することがあります。脳室内髄膜腫は髄膜腫の中では唯一、脳の中にできる腫瘍であり、これに到達し摘出するためには、必ず脳の一部を切開する必要があります。

　手術治療後、腫瘍が残存したとき、あるいは手術に代わる治療法として、サイバーナイフによる治療を経験してきました。その一例を以下に紹介します。

治療例❶　脳室内髄膜腫（右側脳室後角）　　70代男性

　15年前に耳鳴りを訴えて耳鼻科、脳神経外科を受診し、脳MR検査で脳室内に腫瘍があることを指摘されて定期的に経過観察を受けていた。10年前に腫瘍が次第に増大するため治療のために紹介されて遠路来院した。治療法として手術を実施するかサイバーナイフの定位放射線治療を実施するかよく話合いをした。その後CT、MR画像（図1）を撮り、治療計画図を作成し3日間3分割でサイバーナイフの治療を実施した。腫瘍体積は7.0ccだった。その後年1回追跡MR検査が行われ、3年後、9年後（図2）症状の訴えは特になく、腫瘍はゆっくりと縮小していることが確認された。

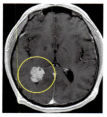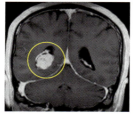

図1　10年前のサイバーナイフ治療時のMR。右側脳室後角に髄膜腫と思われる腫瘍がみられる

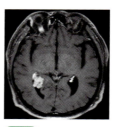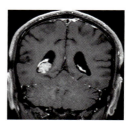

図2　治療から9年後の追跡MR。さらに腫瘍の縮小傾向がみられる

治療例❷　脳室内髄膜腫（左側脳室三角部～後角）　70代女性

頭痛、めまいについて都内の神経内科でしばらく経過をみていたが、8年前にMR検査で脳室内に腫瘍がみつかり、脳神経外科に紹介されて来院した。腫瘍の増大を止めることを目的にサイバーナイフの治療を勧められた。

そこでMR（図1）、CT画像を撮り、治療は3日間3分割で実施。腫瘍体積は1.7ccだった。その後は年に一度、MR画像で追跡が行われた。治療から8年後も元気で、症状も特になく、MR（図2）では腫瘍は増大せず、むしろ縮小していることが確認された。

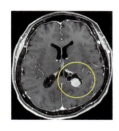

図1　治療時のMR。左側脳室後角に髄膜腫と考えられる腫瘍がみられる

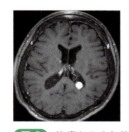 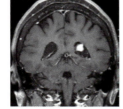 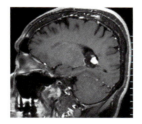

図2　治療から8年後のMR。腫瘍は縮小傾向をみせている

6 頭蓋底に拡がる腫瘍の治療

〈頭蓋底とは〉

　脳は頭の上からヘルメットのように被った状態の頭蓋骨と、脳を下から支える頭蓋底によって保護されています。この、脳を下から支えている頭蓋底にできる腫瘍が、頭蓋底腫瘍です。

　頭蓋底腫瘍の治療で難しいのは、頭蓋骨を外すと脳の表面は目で確認することができますが、頭蓋底は物理的に脳をはずさないことには上からみることはできません。また、頭蓋底には、主要な脳神経や血管があり、容易に手を出すことは極めて難しい場所といえます。

　最近では、できるだけ侵襲が少ない頭蓋底の外科的手術も実施されていますが、腫瘍の大きさや場所、患者さんの状態などを勘案したとき、腫瘍をすべて取り切れない場合もなくはありません。また、手術自体できない場合もあります。

　こうした状況に応じて、定位放射線治療を求められるケースがあり、サイバーナイフによる治療を実施したりもします。低侵襲の治療法ですので、外科的手術が困難な場合には選択肢として考えることは可能です。

● 頭蓋底の位置

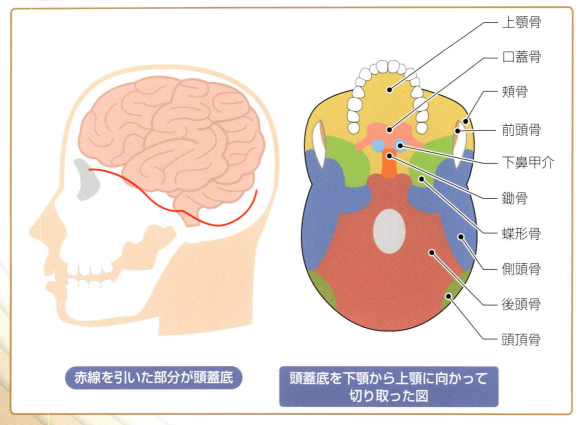

赤線を引いた部分が頭蓋底

頭蓋底を下顎から上顎に向かって切り取った図

上顎骨
口蓋骨
頬骨
前頭骨
下鼻甲介
鋤骨
蝶形骨
側頭骨
後頭骨
頭頂骨

1 大きな錐体斜台髄膜腫 ・・・・・・・・・・・・・・・・・・・・・・・・・・・・・・・・・・ 70代男性

[症状] 4年前、歩行時のふらつき、複視、嚥下障害、味覚障害、舌のしびれなどがはじまり、3つの大学病院脳神経外科を受診したが、手術は困難、手術をしてガンマナイフ、手術は可能だが年齢を考慮して勧められないとの診断で、結局、治療にいたりませんでした。当院脳神経外科を受診して手術予定となりましたが、循環器科、麻酔科の術前診察で全身麻酔が危険で許可されませんでした。

[治療経過] サイバーナイフを実施することになりMR（図1）で撮影し、治療計画図（図3）を作成した後、治療は8日間8分割で実施しました。腫瘍体積は17.7ccでした。

[治療後] 自宅近くの病院で経過観察が行われましたが、8ヵ月後には症状のほとんどが改善してきており、MRで腫瘍が3分の2ほどに縮小したとの連絡をいただきました。治療から3年後のMR（図2）では、腫瘍は著明に縮小傾向を示しており、まったく無症状で元気に生活を送っているとのことでした。●

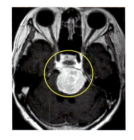
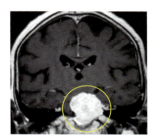

図1
治療前のMR。脳幹部を全面より圧迫する大きな髄膜腫がみられる

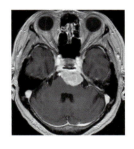
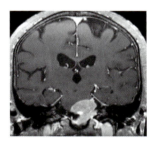

図2
治療から3年後のMR。腫瘍は著しい縮小傾向を示して脳幹部の圧迫も軽減した

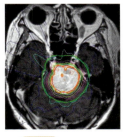
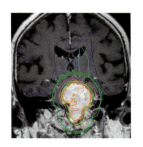
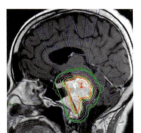

図3
MR治療計画図。赤い線で囲まれた部分が錐体斜台髄膜腫を示す

2 上咽頭がんの頭蓋底斜台進展　　60代男性

[症状] 5ヵ月前から後頸部痛、しゃべりにくい、呂律が回らないことを自覚し、近医を受診しました。舌の動きが悪いことを指摘されて舌がんなど疑われて大学病院の耳鼻咽喉科を紹介されました。診察で両側の舌下神経麻痺を認め、MRで斜台部に腫瘍がみられたため、脳神経外科へ紹介されました。腫瘍はがんの転移など悪性腫瘍が疑われ、手術治療は困難であろうことを説明されて当院へ紹介されて来院しました。

[治療経過] 脳神経外科と耳鼻科の診断は、上咽頭がん、扁平上皮がんの頭蓋底斜台部進展となり、サイバーナイフの治療を勧められました。両側舌下神経の麻痺と嚥下障害を認めました。そこで、PETCT（図1）、CT、MR（図2）を撮り、治療計画図を作成して斜台部腫瘍に対して10日間10分割でサイバーナイフの治療を実施しました。腫瘍体積は61ccでした。

[治療後] 治療から1～2ヵ月で舌の麻痺は次第に改善し、呂律困難、嚥下障害もすみやかに改善されました。

さらに治療から3ヵ月後のPETCT（図3）、MR（図4）で腫瘍の縮小退縮が確認できました。これからも、厳重な経過観察を続ける予定です。

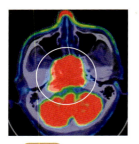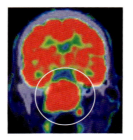

図1　治療前PETCT。上咽頭から頭蓋底に拡がる悪性腫瘍がみられる

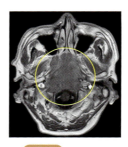

図2　上咽頭より頭蓋底斜台部を腫瘍が占めている

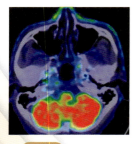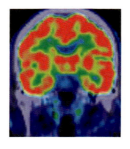

図3　治療から3ヵ月後のPETCT。治療部位の腫瘍はほぼ縮小消退を示した

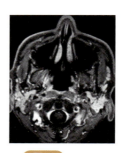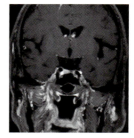

図4　治療から3ヵ月後のMR。治療した頭蓋底腫瘍はほぼ縮小消退を示した

3 錐体斜台部髄膜腫 　　　　　　　　　　　　　　　　　　　　80代男性

[症状] ここ1〜2年、あるいはもう少し以前からか、ふらつきが目立つようになり、歩きにくく散歩に出かけられなくなりました。家人と大学病院の脳神経外科を受診し、MR検査の結果、頭蓋底の髄膜腫により脳幹部が圧迫され、これによる下腿の運動麻痺が起きていると診断されました。手術は難易度が高く、さらに年齢を考慮して治療は控えられ経過をみていました。その後、家人の希望で紹介状を持ち、定位放射線治療を希望して来院されました。

[治療経過] 治療のためのCT、MR（図1）検査を済ませて、治療計画図（図3）を作成したのち、サイバーナイフの治療を3日間3分割で実施しました。

[治療後] また大学病院に戻り経過をみていましたが、2年後に大学でのMR（図2）で腫瘍は著明に縮小し、脳幹部への圧迫が取れて散歩をするようになったとの連絡が届きました。

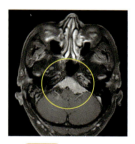
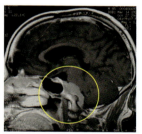

図1
治療前のMR。脳幹部を前面より圧迫する髄膜腫がみられる

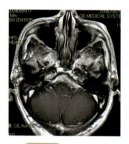
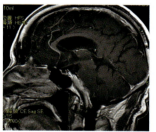

図2
治療から2年後のMR（側面像）。腫瘍は著しい縮小傾向をみせている

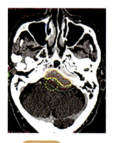
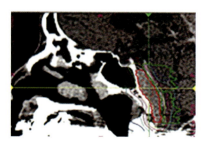
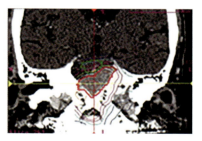

図3
サイバーナイフ治療計画図。赤い線で囲まれている部分が髄膜腫を示す

COLUMN 14

頭蓋底腫瘍を安全・少ない負担で治療する

　頭蓋底腫瘍については、手術が大がかりで困難である、年齢を考慮して実施が難しい、腫瘍の大きさに比して症候が深刻でない、他に安全で有効な治療法がみあたらない、などの理由により手術治療を選択せずに、サイバーナイフの治療を紹介されて来院される方が少なくありません。

　さて、サイバーナイフの治療は一例一例どのように対応していくのがよいかを考えながら、患者さんや専門医と相談しながら実施しているところですが、いわゆる"転移性脳腫瘍"の治療でも同様のことを考えています。

　すなわち、現在までに治療の対象とされてきた"転移性脳腫瘍"という概念よりも、腫瘍の大きさや存在部位の範囲がもう少し広い"転移性脳腫瘍"に対する治療が、比較的安全に、肉体的負担が少なく、自由に実施可能になってきているのではないかと感じているところです。

治療例❶　副咽頭間隙腫瘍（多型性腺腫疑い）　60代女性

　滲出性中耳炎で近医耳鼻科に通院していたが、耳管咽頭口が閉塞しているので紹介されて総合病院の耳鼻科を受診した。耳閉感以外の自覚症状はなかったが、画像検査を加えると大きな副咽頭間隙腫瘍の存在が明らかになった。周囲の骨破壊を伴い大変に大きな悪性腫瘍が疑われ、手術治療は困難と判断された。生検も何度か試みられたが、充分な組織の採取は不可能だった。

　紹介されて相談のため脳神経外科に来院した。MR（図1）で大きな副咽頭間隙腫瘍を確認し、PETCTでは異常集積を伴う軟部腫瘍がみられたが悪性腫瘍の所見はみられなかった。CT治療計画図の後、10日間10分割でサイバーナイフの治療を実施。腫瘍体積は65.5ccだった。

　その後、再び紹介元の耳鼻科にて経過観察しているが、症候が悪化することはなく、MR画像上（図2）は治療から3年を超えて縮小傾向が確認された。

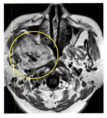 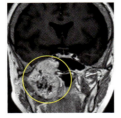

図1　治療前のMR。大きな右副咽頭間隙腫瘍がみられる

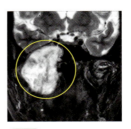 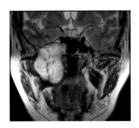

図2　治療前（左）と治療から3年後（右）のMR。腫瘍の縮小傾向が分かる

治療例❷　腎がんの頭蓋底転移　　60代女性

　前年の1月より左の後頸部痛を強く自覚していた。4月になり声がかすれ耳鼻科を受診し、嗄声を指摘された。5月には飲み込みがうまくできなくなり再度耳鼻科を受診。嚥下障害を指摘された。

　左の聴力低下も自覚するようになり、8月に近くの大学病院の耳鼻科を受診した。画像診断にて左後頭蓋窩の大きな硬膜外腫瘍がみられたので脳神経外科へ移り手術が予定された。

　腫瘍を一部生検して診断が確定し、本格的な腫瘍摘出術が予定されていたが、本人と家人がセカンドオピニオンを希望して当院へ来院した。MR（図1）で左後頭蓋窩頭蓋骨、錐体斜台部に大きな腫瘍が存在し、PETCTで右腎がんを原発とする転移性腫瘍であることが判明した。治療計画図の後、治療は8日間8分割の定位放射線治療を実施。腫瘍体積は37.5ccだった。

　治療から6ヵ月後のMR（図2）とPETCTで、腫瘍はほとんど縮小消退していることが確認された。

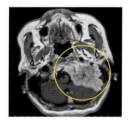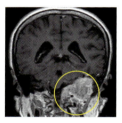

図1　治療前のMR。左後頭蓋窩の大きな硬膜外腫瘍がみられる

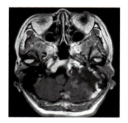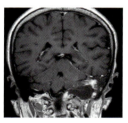

図2　治療から6ヵ月後のMR。腫瘍はほぼ縮小消退を示していることが確認された

治療例❸　肺腺がんの頭蓋底転移　　60代男性

　1年前よりがん専門病院呼吸器内科にて、肺腺がんの診断で化学療法を継続して実施してきた。2ヵ月前頃より声がかすれてきた、飲み込むときむせる、飲み込めないなどの症状が出現し、それが時間とともに少しずつ悪化し、遂には胃瘻を作成して栄養を取る事態に陥った。

　頭頸部外科にて脳のMR検査が行われ、頭蓋底転移性腫瘍による下位脳神経障害による病態と診断された。

　治療のため紹介状を持って当院へ来院。治療のためのCT、MR（図1）を済ませ、短期入院により3日間3分割によるサイバーナイフ治療を実施した。

　治療後は再びがん専門病院へ戻り、継続治療が行われたが、治療から2ヵ月を過ぎて症状は急速に改善消失し、胃瘻を使わず経口で普通に食事ができるようになり、発

声も以前の通りに改善した。

7ヵ月後の追跡MR（図2）では、治療した頭蓋底転移性腫瘍の縮小消退が確認できた。

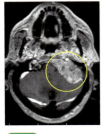
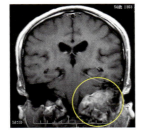

図1 治療前のMR

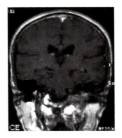

図2 治療7ヵ月後のMR。腫瘍は縮小消退を示した

治療例❹　三叉神経鞘腫　60代女性

15年以上前より右顔面のしびれを自覚していた。大学病院で著名な頭頸部外科医にて手術を検討されたこともあり、またがん専門病院の頭頸科で長く経過観察してきた。5年前より脳神経外科で経過をみていたが、強い頭痛も伴ってきたこともあり、腫瘍増大がみられるためサイバーナイフの治療を紹介されて来院した。

MR（図1）で腫瘍を確認し、治療計画図を作成して治療は通院により5日間5分割で実施。腫瘍体積は56.4ccだった。治療から3年後、腫瘍は縮小傾向をみせてきた（図2）。症候も軽度の改善傾向をみせている。

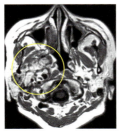
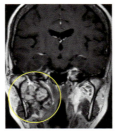

図1 治療前のMR。三叉神経が卵円孔を通過してから副咽頭間隙に拡がる大きな三叉神経鞘腫がみられる

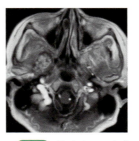
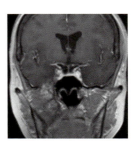

図2 治療から3年後のMR。腫瘍は少し形態を変えて縮小傾向をみせはじめた

著者あとがき

　今回は、"脳・脳神経・脊髄疾患のサイバーナイフ治療"の表題で、いわゆる中枢神経とそれらに連なる末梢神経（脳神経、脊髄神経）に関連する疾患群の治療例についてまとめてみました。この治療群の最大の特徴は、その他の全身の治療群の大半ががん、悪性腫瘍であるのに対して、その半数近くががんや悪性腫瘍ではなく、髄膜腫、神経鞘腫など良性腫瘍であるという点です。加えて腫瘍の周辺組織が障害を受けると回復することが不可能な、中枢神経と末梢神経で囲まれているということになります。病変だけを対象にして、周辺の組織を極力守りつつ放射線治療を正確に実施するサイバーナイフの定位放射線治療の対象としては、むしろとても良い治療の適応対象になる疾患群と考えられます。

　第1章では中枢神経の仕組みを概説し、第2章では12対の脳神経の順番に沿って、それぞれの脳神経の周辺にみられる特異な病変の治療例を提示してみました。そして、第3章ではそれ以外の、脊髄にかかる疾患、脳動静脈奇形、脳転移、グリオーマ、比較的まれな腫瘍、頭蓋底腫瘍などトピックスについてそれぞれの治療例を提示してみました。福島孝徳先生、堀智勝先生の手術治療後のご依頼例も少なからず含まれています。

　サイバーナイフ治療を遂行した後の治療効果を約束する原理は大きく2つに分けられます。一つは、縫物の刺繍にもたとえられる緻密で正確な細い放射線の、標的だけを目がける照射精度です。そしてもう一つは、私どもで"少数回分割治療"と呼んでいる、腫瘍の体積や周辺の重要組織との関係で必要に応じて、1～5回、7回、8回、10回、12回と同じ治療を、照射線量の回数を指定して分けて実施する分割治療の方法です。放射線治療の長い歴史で培われてきた分割照射は、安全に周辺の正常組織を守り保護するための極めて有効な方法であり、これを用いることで効果と安全性がかなり担保されることになります。なお"症状の回復と機能の温存を目指して"と副題が挿入されていますが、サイバーナイフの"少数回分割"定位放射線治療は、従来までの腫瘍体積の大きな例には適応が困難な定位放射線治療の概念をやや覆した一面を持っていることも次第に明らかになってきています。比較的大きな悪性腫瘍の制御だけではなく、すでに症状を出しているやや大きめの良性腫瘍の制御や縮小による症状の改善、回復と神経機能の温存をも可能にすることがよく経験されており、この副題を入れました。治療計画の作り方、処方する線量、分割の回数によって、今後、さらに治療効果の改善が望めるのではないかと想像しているところです。

　本書刊行にあたりましては、今回も監修の労をいただきました渡邉一夫先生、堀

智勝先生、また、変わらず共著の栄をいただきました福島孝徳先生に深く感謝申し上げます。そして、新百合ケ丘総合病院での6年間の日常診療において、特段のご理解とご協力をいただいておりますサイバーナイフセンターのスタッフの皆様に、この場を借りて改めて心より感謝の意を表します。

2018年9月
新百合ケ丘総合病院放射線治療科
サイバーナイフ治療部部長　宮﨑紳一郎

監修者プロフィール

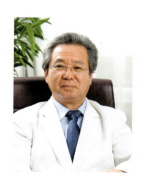

渡邉一夫
（わたなべ かずお）

1971年福島県立医科大学卒業。南東北病院脳神経外科病院院長、財団法人脳神経疾患研究所理事長、同南東北病院院長などを歴任し、現在、南東北グループ、一般財団法人脳神経疾患研究所付属総合南東北病院理事長・総長。

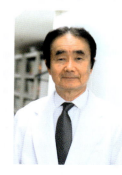

堀　智勝
（ほり ともかつ）

1968年東京大学医学部卒業。東京都立駒込病院脳神経外科医長、東京女子医科大学医学部脳神経外科教授を歴任。2012年新百合ケ丘総合病院名誉院長就任。2017年4月より同病院客員名誉院長、東京脳神経センター病院院長。

著者プロフィール

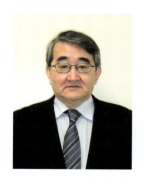

宮﨑紳一郎
（みやざき しんいちろう）

1978年順天堂大学医学部卒業。鍵穴手術を確立する時期の福島孝徳先生の三井記念病院で脳腫瘍、神経血管減圧術の治療にあたる。3人いる福島式顕微鏡手術免許皆伝の2人目。12年前より定位放射線治療に専従することを選択。2012年8月より新百合ケ丘総合病院放射線治療科サイバーナイフ診療部部長。2012年8月から2018年8月までの治療例は7,700例を超える。

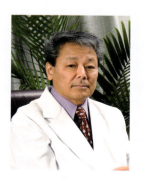

福島孝徳
（ふくしま たかのり）

1968年東京大学医学部卒業後、ドイツ・ベルリン自由大学（2年間）、米国メイヨー・クリニック（3年間）。その後、東京大学医学部附属病院脳神経外科助手、三井記念病院脳神経外科部長、南カルフォルニア大学医療センター脳神経外科教授、ペンシルバニア医科大学アルゲニー総合病院脳神経外科教授などを経て、現在はカロライナ頭蓋底手術センター所長、デューク大学脳神経外科教授。頭蓋底の鍵穴手術法を確立した第一人者。

からだにやさしい
脳・脳神経・脊髄疾患のサイバーナイフ治療
症状の回復と機能の温存を目指して

2018年11月10日　初版発行

監　修　者	渡邉一夫　堀　智勝	
著　　　者	宮﨑紳一郎　福島孝徳	
発　行　者	楠　真一郎	
発　　　行	株式会社近代セールス社	
	〒164－8640　東京都中野区中央1－13－9	
	電　話　03－3366－5701	
	ＦＡＸ　03－3366－2706	
編　集　協　力	金田雄一	
装丁・デザイン	樋口たまみ	
取　材　協　力	新百合ケ丘総合病院	
ＤＴＰ・イラスト	株式会社アド・ティーエフ	
印　刷　・　製　本	株式会社木元省美堂	

ⓒ2018 Shinichiro Miyazaki / Takanori Fukushima

本書の一部あるいは全部を無断で複写・複製あるいは転載することは、法律で定められた場合を除き著作権の侵害になります。

ISBN978-4-7650-2124-1